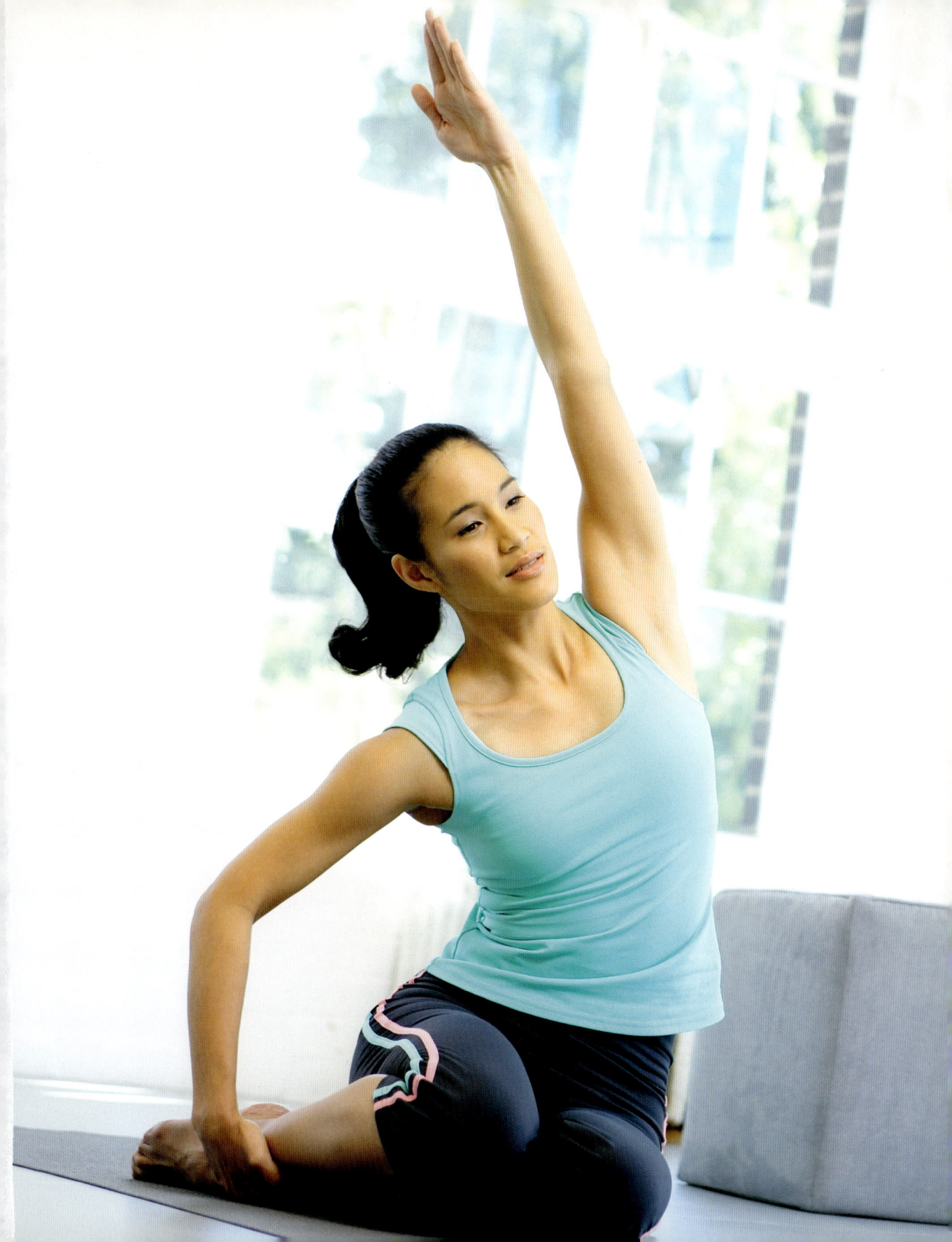

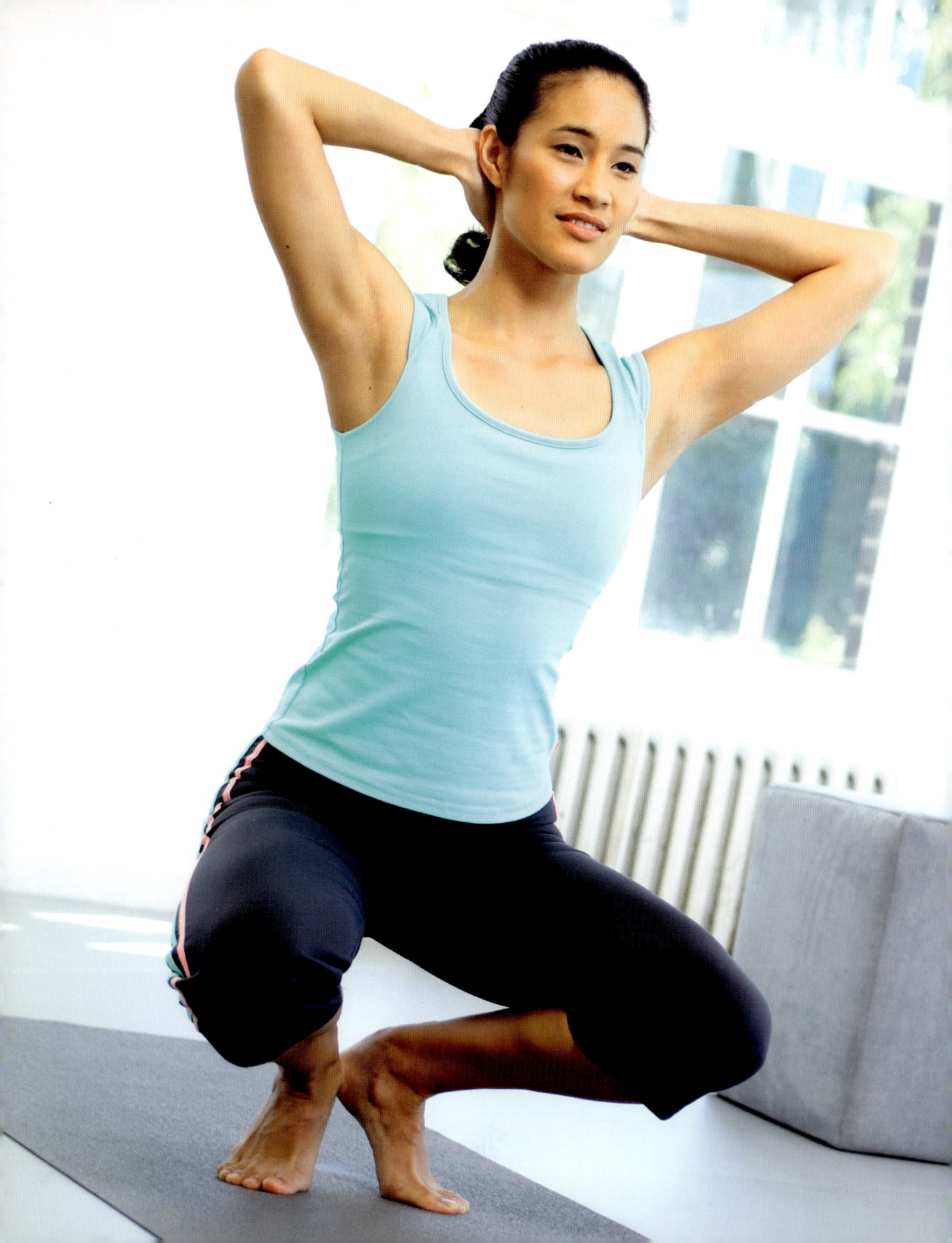

15 Minuten
Pilates
für jeden Tag

Alycea Ungaro

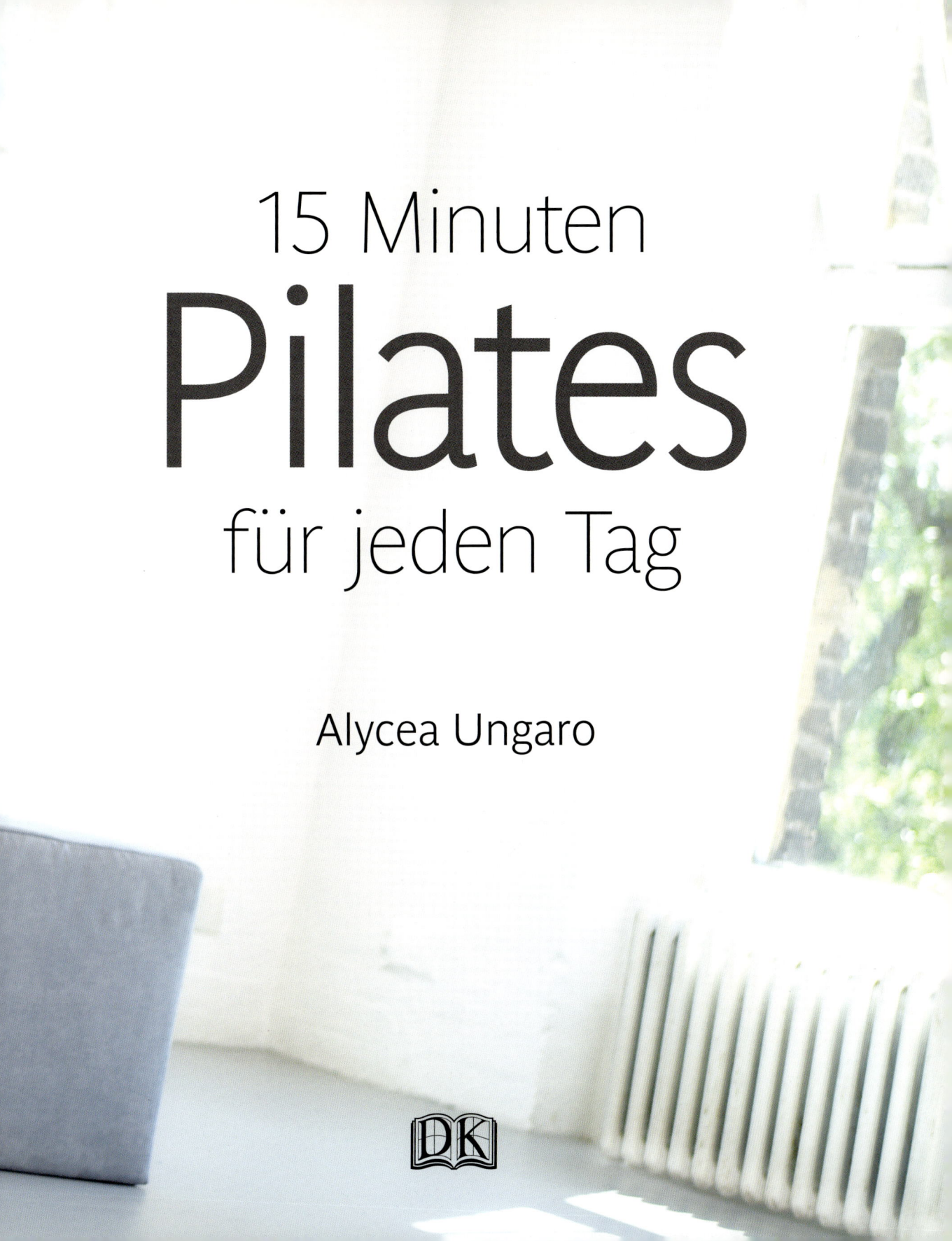

DK

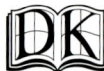

London, New York, Melbourne,
München und Delhi

Für meinen Mann Robert

Projektbetreuung Hilary Mandleberg
Bildbetreuung Miranda Harvey
Bildredaktion Peggy Sadler
Cheflektorat Penny Warren
Chefbildlektorat Marianne Markham
Art Director Peter Luff
Programmleitung Mary-Clare Jerram
Fotos Ruth Jenkinson
DTP-Design Sonia Charbonnier
Herstellung Rebecca Short, Sarah Sherlock
Herstellungskoordination Luca Frassinetti
Umschlaggestaltung Neal Cobourne

DVD für Dorling Kindersley produziert von
Chrome Productions
www.chromeproductions.com

Regie Joel Mishcon
Kamera Marcus Domleo, Matthew Cooke
Kameraassistenz Marcus Domleo, Jonathan Iles
Produktionsleitung Hannah Chandler
Produktionsassistenz Nathan Nikolov
Technische Ausstattung Pete Nash
Beleuchtung Paul Wilcox, Jonathan Cruickshank
Musik Chad Hobson
Haare und Makeup Roisin Donaghy, Victoria Barnes

Für die deutsche Ausgabe:
Programmleitung Monika Schlitzer
Projektbetreuung Kerstin Uhl
Herstellungsleitung Dorothee Whittaker
Herstellung Petra Kühner
Umschlaggestaltung
Verena Marquart

Titel der englischen Originalausgabe:
15 Minute Everyday Pilates

© Dorling Kindersley Limited, London, 2008
Ein Unternehmen der Penguin-Gruppe
Text © Alycea Ungaro, 2008

© der deutschsprachigen Ausgabe by
Dorling Kindersley Verlag GmbH, München, 2008, 2014
Alle deutschsprachigen Rechte vorbehalten

Übersetzung Dr. Lizzie Gilbert
Redaktion Janette Schroeder
Satz schroeder & partner, München

Deutsche DVD-Fassung
Technische Realisation Peter Riedel, video-art & networks
Tonstudio Oliver Vorderbrügge, orange sound
Sprecherin Alisa Palmer

ISBN: 978-3-8310-2531-2

Printed and bound in China

Besuchen Sie uns im Internet
www.dorlingkindersley.de

Hinweis
Die Informationen und Ratschläge in diesem Buch sind von den Autoren und
vom Verlag sorgfältig erwogen und geprüft, dennoch kann eine Garantie nicht
übernommen werden.
Eine Haftung der Autoren bzw. des Verlags und seiner Beauftragten für
Personen-, Sach- und Vermögensschäden ist ausgeschlossen.

Bibliografische Information Der Deutschen Bibliothek
Die Deutsche Bibliothek verzeichnet diese Publikation in der
Deutschen Nationalbibliografie;
detaillierte bibliografische Daten sind im Internet über
http://dnb.ddb.de abrufbar.

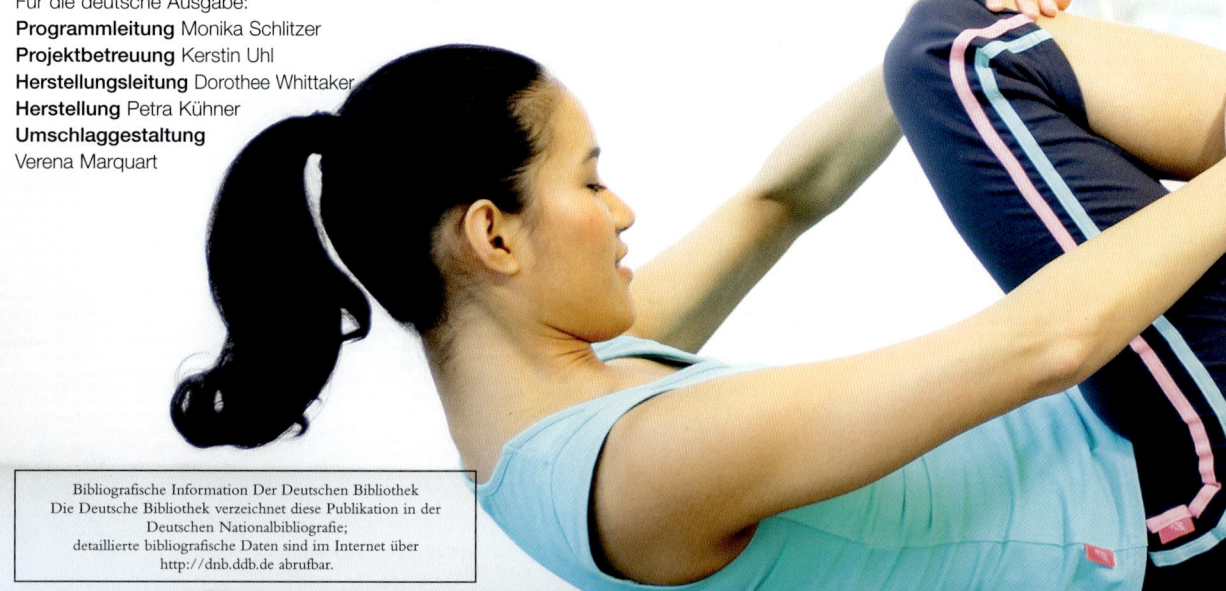

Inhalt

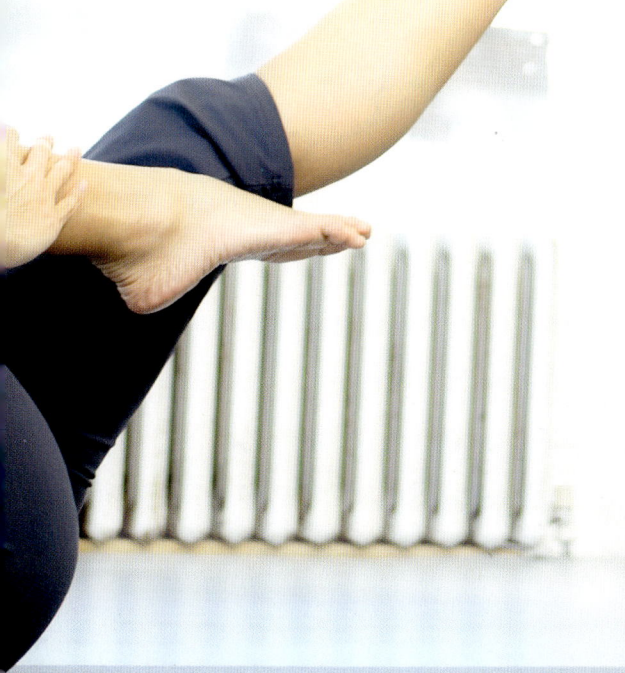

>> **Vorwort** der Autorin

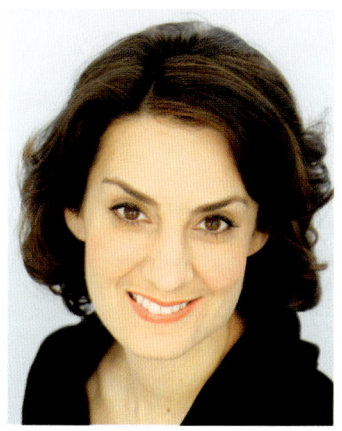

Diese Sammlung von vier Pilates-Trainingsprogrammen versteht sich als Hilfsmittel und will Sie anleiten, informieren und hoffentlich auch inspirieren. Die Übungseinheiten wirken anregend auf Körper und Geist und bringen Sie auf den Weg zu Wohlbefinden und Gesundheit – Ihr ganzes Leben lang.

Pilates ist nicht »einfach nur eine weitere Sportart«. Pilates folgt Ihnen, wohin Sie auch gehen. Wenn Sie Pilates als eine Art zu denken, eine Perspektive, einen Lebensstil verstehen, ist der Erfolg garantiert.

Als ich mit diesem Projekt begann, war ich geradezu überwältigt ob der vielen Möglichkeiten. Ich wusste kaum, wie ich anfangen sollte. Doch meine praktische Erfahrung mit Pilates half mir, diese Aufgabe zu erfüllen. Es gibt nur eine begrenzte Anzahl von Pilates-Übungen – das habe ich zumindest gelernt – so, wie es in diesem Buch auch nur eine begrenzte Anzahl von Worten und Bildern gibt. Doch das Schöne an Pilates ist, dass es komplexer und faszinierender wird, je mehr man sich in das System einarbeitet. Wenn man die Methode wirklich begriffen hat, wird man immer die perfekte Übung zur Hand haben, ohne sich von anderen Methoden oder Techniken etwas leihen oder abgucken zu müssen. Pilates bietet alles, was man braucht. Durch die Erfahrungen, die ich nach 25 Jahren Pilates-Praxis gesammelt habe, habe ich eine neue Herangehensweise an eine hervorragende und zeitlose Methode des Körpertrainings gefunden.

Dieses Projekt hat meine Leidenschaft für Pilates aufs Neue entfacht. Die Zwänge, denen ich dabei unterlag, wirkten sich geradezu befreiend aus. Welch ein Luxus, das Altbekannte noch einmal neu erfinden zu dürfen. Pilates für jeden Tag ist ein neuer Ansatz und geht doch auf die ursprüngliche Idee der Methode zurück, nämlich, dass man zulässt, dass das Training das gesamte restliche Leben positiv beeinflusst: quasi von der Matte raus in den Alltag.

Es liegen Ihnen nun vier verschiedene Trainingseinheiten vor, die naturgemäß aufeinander aufbauen. Die Anordnung der Übungen stammt von mir; ich halte diese Übungen für effektiv und wirkungsvoll, und nur darum geht es bei Pilates. Leider gibt es für den Pilates-Puristen keine zuverlässige Liste mit allen Übungen. Wir Pilates-Trainer versuchen, uns an die Originalübungen zu halten – wobei wir natürlich auch einer gewissen subjektiven Interpretation unterliegen. Ich wünschte, Joseph und Clara Pilates wären noch am Leben, um uns an ihrem Wissen teilhaben zu lassen. Ich glaube, sie wären sehr glücklich darüber, dass ihre Arbeit nach all den Jahren erhalten und weitergeführt wird.

>> **So gehen** Sie vor

Herzlich willkommen zu den folgenden vier Pilates-Trainingseinheiten. Die Übungen sind vielseitig und einfach durchzuführen, und die Anleitungen auf der DVD und im Buch ersetzen beinahe einen Privatlehrer. *Pilates für jeden Tag* wird Ihnen helfen, Ihre täglichen Ziele zu erreichen!

Es gibt ein Sprichwort, von dem man sich gerade im Zusammenhang mit Sport leiten lassen sollte: »Vorsicht ist besser als Nachsicht«. Studieren Sie also dieses Buch, und schauen Sie sich die DVD einmal komplett an, bevor Sie mit den Übungen beginnen. Pilates sieht oberflächlich betrachtet ausgesprochen einfach aus, die Tücke steckt allerdings im Detail.

Die DVD hilft Ihnen dabei, alle Übungen aus dem Buch zu vertiefen. Auf dem Bildschirm werden die korrespondierenden Seitenzahlen eingeblendet, damit Sie die Erklärungen im Buch finden.

Die großen Fotos auf jeder Seite zeigen Schritt für Schritt die wichtigsten Haltungen einer Pilates-Übung. Manche Übungen sind mit einem Bild ausreichend erklärt, für andere sind zwei oder drei Abbildungen nötig. Manchmal wird die Ausgangsposition einer Übung durch ein kleines Foto am Rand der Seite dargestellt. Außerdem gibt es Grafiken, die noch genauer erläutern, wo Sie etwas »spüren« sollten. Sie verdeutlichen zusätzlich, dass Sie sich bei jeder Übung auf einen ganz bestimmten Teil Ihres Körpers konzentrieren sollten.

Die Doppelseiten zum Aufklappen

Die Doppelseiten am Ende jedes Programms verschaffen Ihnen einen Überblick über die komplette Übungseinheit. So können Sie mit einem Blick alle Übungen erfassen. Diese Übersicht wird Ihnen aber nicht dabei helfen, die Übungen richtig auszuführen, weil dort nur jeweils ein bis zwei Fotos pro Übung abgebildet sind. Lernen Sie die Haltungen zunächst mithilfe der DVD, und benutzen Sie dann die aufklappbaren Doppelseiten zum Nachsehen. So kommen Sie schnell auf nur 15 Minuten Praxis. Hinweise, wie man die Programme kombinieren kann und wie oft man sie durchführen sollte, finden Sie auf den Seiten 116 bis 117.

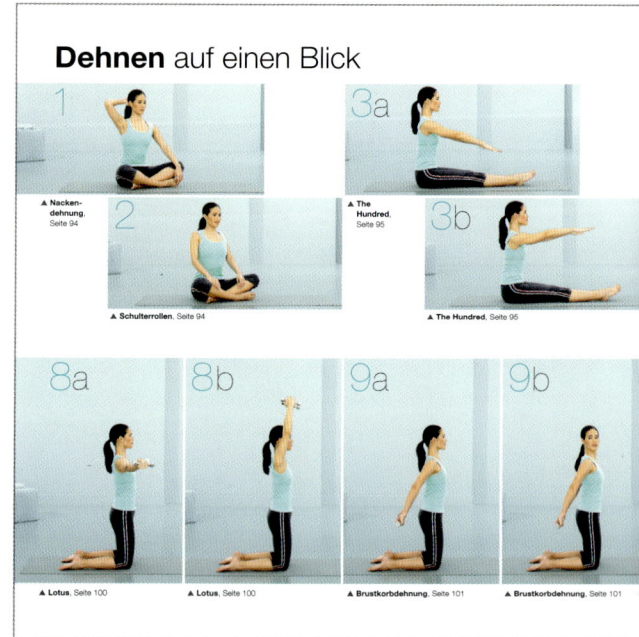

Die Doppelseiten zum Aufklappen verschaffen Ihnen einen Überblick über die komplette Übungseinheit – eine praktische Nachschlageseite für schnelles, einfaches Üben.

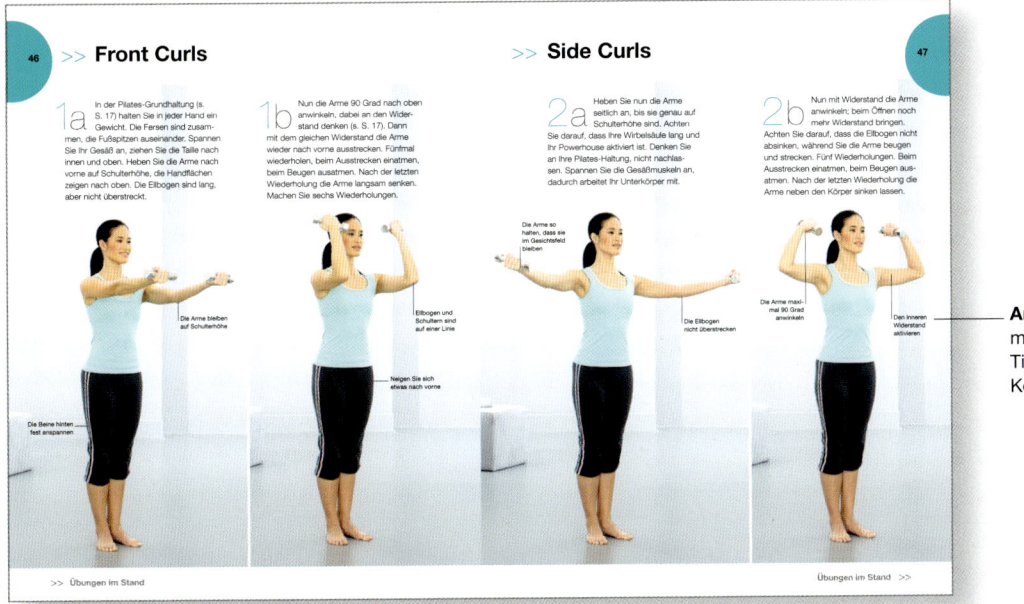

46 >> **Front Curls**

>> **Side Curls** 47

1a In der Pilates-Grundhaltung (s. S. 17) halten Sie in jeder Hand ein Gewicht. Die Fersen sind zusammen, die Fußspitzen auseinander. Spannen Sie Ihr Gesäß an, ziehen Sie die Taille nach innen und oben. Heben Sie die Arme nach vorne auf Schulterhöhe, die Handflächen zeigen nach oben. Die Ellbogen sind lang, aber nicht überstreckt.

1b Nun die Arme 90 Grad nach oben anwinkeln, dabei an den Widerstand denken (s. S. 17). Dann mit dem gleichen Widerstand die Arme wieder nach vorne ausstrecken. Fünfmal wiederholen, beim Ausstrecken einatmen, beim Beugen ausatmen. Nach der letzten Wiederholung die Arme langsam senken. Machen Sie sechs Wiederholungen.

2a Heben Sie nun die Arme seitlich an, bis sie genau auf Schulterhöhe sind. Achten Sie darauf, dass Ihre Wirbelsäule lang und Ihr Powerhouse aktiviert ist. Denken Sie an Ihre Pilates-Haltung, nicht nachlassen. Spannen Sie die Gesäßmuskeln an, dadurch arbeitet Ihr Unterkörper mit.

2b Nun mit Widerstand die Arme anwinkeln; beim Öffnen noch mehr Widerstand bringen. Achten Sie darauf, dass die Ellbogen nicht absinken, während Sie die Arme beugen und strecken. Fünf Wiederholungen. Beim Ausstrecken einatmen, beim Beugen ausatmen. Nach der letzten Wiederholung die Arme neben den Körper sinken lassen.

Die Arme bleiben auf Schulterhöhe

Ellbogen und Schultern sind auf einer Linie

Die Arme so halten, dass sie im Gesichtsfeld bleiben

Die Arme maximal 90 Grad anwinkeln

Die Beine hinten fest anspannen

Neigen Sie sich etwas nach vorne

Die Ellbogen nicht überstrecken

Den inneren Widerstand aktivieren

Anmerkungen mit spezifischen Tipps und Korrekturen

>> Übungen im Stand

Übungen im Stand >>

Die Schritt-für-Schritt-Anleitungen Eine Übungsfolge wird immer von links nach rechts dargestellt. Vergewissern Sie sich zunächst, dass Sie die Ausgangs- und Endposition verstanden haben, bevor Sie mit einer Übung beginnen.

Die Fotos zeigen die wichtigsten Schritte jeder Übung

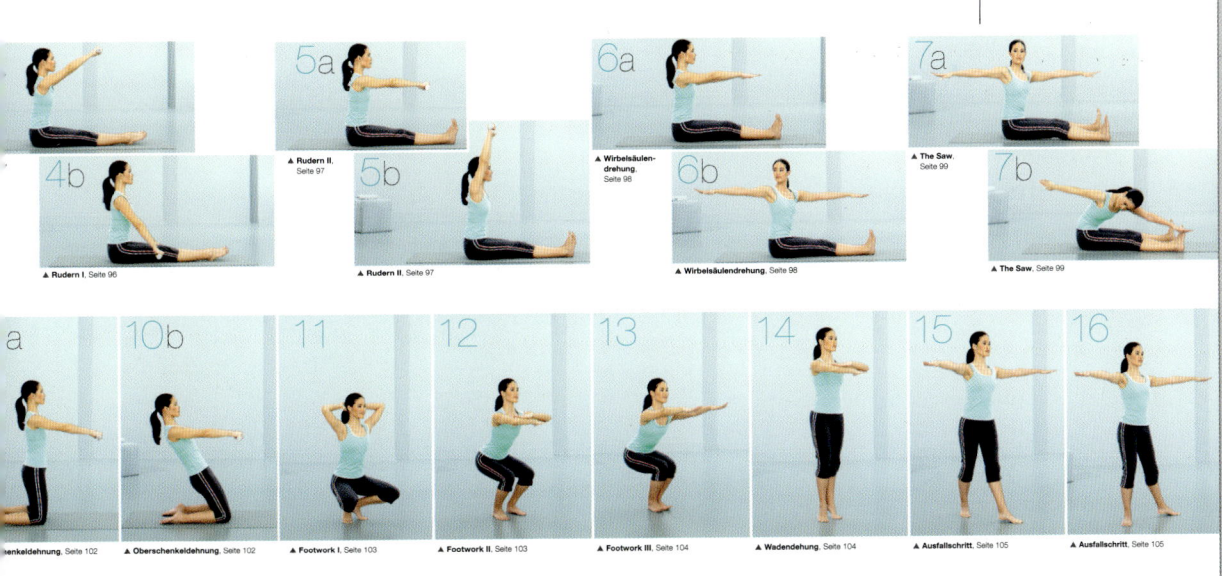

5a

▲ Rudern II, Seite 97

5b

▲ Rudern II, Seite 97

6a

▲ Wirbelsäulendrehung, Seite 98

6b

▲ Wirbelsäulendrehung, Seite 98

7a

▲ The Saw, Seite 99

7b

▲ The Saw, Seite 99

4b

▲ Rudern I, Seite 96

a

...henkeldehnung, Seite 102

10b

▲ Oberschenkeldehnung, Seite 102

11

▲ Footwork I, Seite 103

12

▲ Footwork II, Seite 103

13

▲ Footwork III, Seite 104

14

▲ Wadendehung, Seite 104

15

▲ Ausfallschritt, Seite 105

16

▲ Ausfallschritt, Seite 105

>> **Tipps** für den Anfang

Es gibt Leute, die stellen so viele Bedingungen an sich, dass sie nie Sport machen, nach dem Motto »Ich bin nicht in der Form für ein Training«. Leider haben vielen Menschen diese Einstellung. Dabei braucht man sich für Pilates nicht groß vorzubereiten. Man muss einfach nur damit anfangen.

Alles, was Sie brauchen, sind 1-kg-Hanteln und eine etwas dickere Gymnastikmatte. Es gibt übrigens spezielle Pilates-Matten. Nun benötigen Sie nur noch ein Handtuch und eine Flasche Trinkwasser in Reichweite, dann können Sie loslegen.

Zur Bekleidung: Ich hatte einmal eine Schülerin, die leicht x-beinig dastand. Sie trug eine Hose, deren Naht genau vorne verlief. Ich forderte sie ganz spontan auf, sich so hinzustellen, dass die Naht gerade ist. Perfekt! Die Beine waren optimal positioniert, und sie konnte das sogar selbst im Spiegel kontrollieren. Wählen Sie also möglichst Sportkleidung mit Streifen oder gut sichtbaren Nähten aus. Dann wird Ihnen – beim Blick in den Spiegel – sofort auffallen, wenn Sie schief stehen, und Sie werden sich automatisch selbst korrigieren.

Pilates macht man normalerweise barfuß. Manche Fitnessstudios verlangen jedoch, dass man etwas an den Füßen trägt. Hierfür bieten sich Stoppersocken an; man rutscht nicht so schnell weg, und die Füße sind geschützt. Für welche Fußbekleidung Sie sich auch entscheiden, sie sollte nicht rutschig sein und Ihrem Fuß größtmögliche Bewegungsfreiheit bieten. Zu Hause sollten Sie barfuß trainieren.

Der beste Ort für Pilates

Sehr wichtig für ein gutes Trainingsprogramm sind passende Räumlichkeiten. Sie sollten den

Eine Pilates-Matte, ein Handtuch, Hanteln (1 kg) und ausreichend Platz zum Üben – mehr brauchen Sie für die Pilates-Übungen nicht, die hier vorgestellt werden.

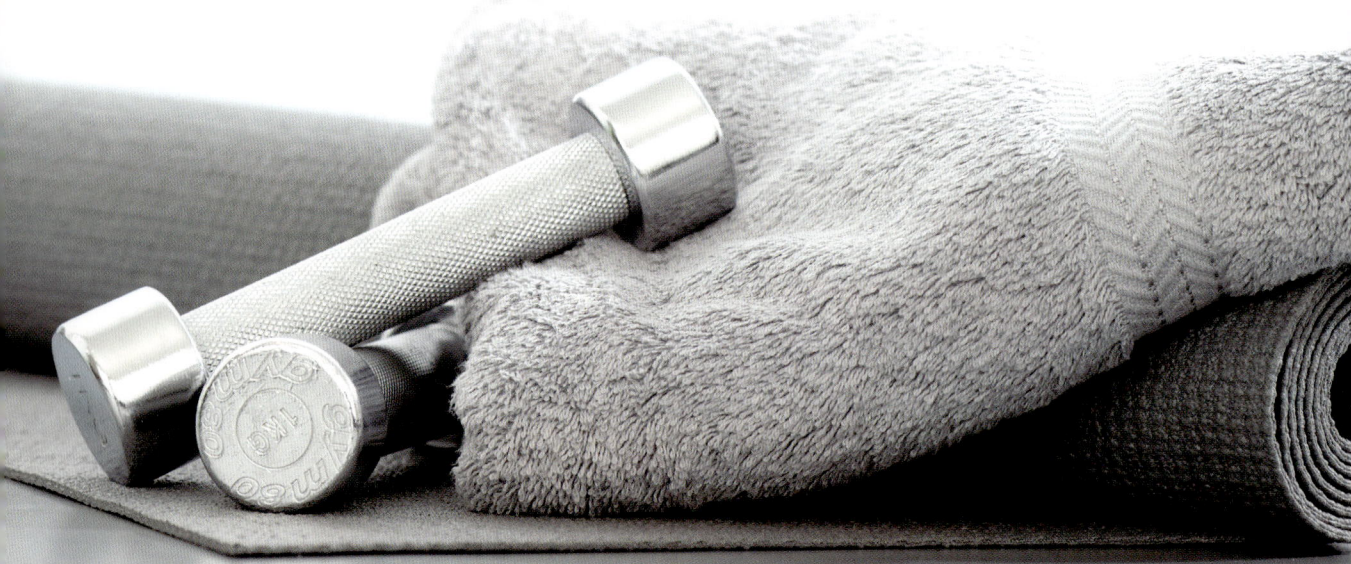

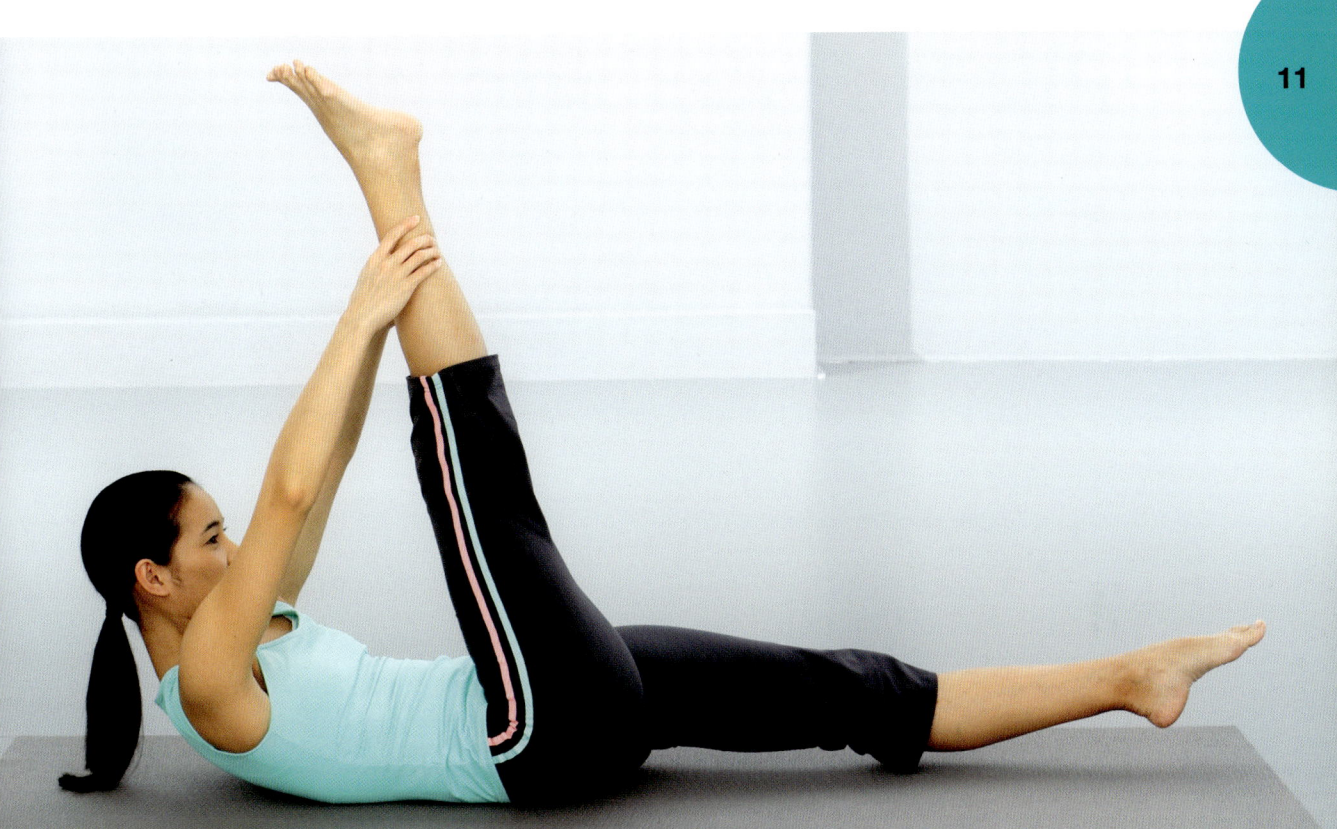

Ort gut erreichen können und den Termin fest in Ihren Kalender eintragen. Pilates kann man überall machen, wo Platz für eine Matte ist – ob zu Hause oder im Fitnessstudio. Sie können die Übungen auch auf dem Rasen oder am Strand ausführen, solange Sie eine gepolsterte Unterlage haben.

Sicherheitshinweise

Lernen Sie, den Unterschied zwischen Anstrengung und Überlastung zu erkennen. Das ist zugegebenermaßen nicht ganz leicht, aber erlernbar. Damit Ihr Training verletzungsfrei bleibt, beachten Sie bitte folgende Hinweise:

1 Machen Sie zunächst nur eine Übungseinheit.

2 Trinken Sie genug! Wenn Sie Durst haben, ist Ihr Körper bereits dehydriert.

3 Sich anstrengen ist in Ordnung, aber bei Schmerzen sollten Sie die Übung abbrechen.

4 Wenn sich etwas nicht richtig »anfühlt«, hören Sie sofort mit der Übung auf.

Sportkleidung ist auch eine optische Hilfe. Streifen unterstützen Sie dabei, Ihren Körper gerade auszurichten und Ihre gesamte Körperhaltung zu verbessern.

>> **Fangen Sie** einfach an

- **Verlieren Sie keine Zeit.** Sind Sie bereit anzufangen? Dann legen Sie einfach los.

- **Sie brauchen keine Gymnastikmatte.** Bereiten Sie sich mit einer Decke oder einem Badehandtuch eine weiche Unterlage. Auch ein dicker Teppich ist geeignet.

- **Pilates ist ideal,** wenn Sie ausgepowert sind. Sobald Sie sich für eine Übung hinlegen, werden Sie merken, wie Ihr Kreislauf angeregt wird und neue Energie fließt.

>> **Pilates**-Anatomie

Selbstbewusstsein ist ein wichtiger Schritt zum mentalen und emotionalen Wohlbefinden. Aber auch ein positives Körperbewusstsein ist ein Baustein dazu. Wenn Sie die Funktionsweisen Ihres Körpers kennen, ist der erste Schritt zu Gesundheit, Wohlbefinden und mehr Selbstbewusstsein getan.

Der menschliche Körper ist bemerkenswert. Die Koordination von Abläufen, derer es bedarf, um eine ganz simple Bewegung wie etwa das Heben eines Arms, herbeizuführen, ist höchst komplex. Und doch geschieht dies, ohne dass wir uns darüber bewusst werden.

Im Gegensatz dazu unterweist Pilates Sie darin, die Bewegungen Ihres Körpers ganz bewusst zu trainieren. Bei jeder Übung sind Sie aufgefordert, sich Ihre Körperhaltung bewusst zu machen, diese zu verändern und ihr nachzuspüren. Zusätzlich sollten Sie sich so auf die Abfolge der Übungen konzentrieren, dass Sie stets schon die nächste Bewegung mental vorbereiten.

Es ist schon lange bekannt, dass selbst das gedankliche Durchspielen von Bewegungsabläufen von den Muskeln adaptiert wird. Oder, um es mit Friedrich Schiller auszudrücken: »Es ist der Geist, der sich den Körper baut.« Joseph Pilates (s. S. 122–123) zitierte diesen Satz oft und gerne.

Neue Verhaltensmuster

Neues Verhalten kann man trainieren. Im Gehirn werden dabei neue Nervenverbindungen angelegt. Jedes Mal, wenn Sie sich mithilfe der Bauchmuskeln korrekt aufrollen, werden neue Verbindungen geknüpft, durch die es Ihnen beim nächsten Mal leichterfallen wird, die Übung auszuführen.

Pilates trainiert diesen Dialog zwischen Geist und Körper. Sie werden lernen, Bewegungen sowohl auf grobmotorischer als auch auf feinmotorischer Ebene auszuführen.

>> **Fangen Sie** einfach an

- **Beobachten Sie Ihren Körper.** Gutes Körperbewusstsein ist ein Schlüssel zu mehr Gesundheit. Kontrollieren Sie Ihre Bewegungen, und Ihre Übungsroutine wird sich verbessern.

- **Sport ist Aktivität.** Bewegung passiert Ihnen nicht, Sie wird von Ihnen verursacht.

- **Sie brauchen mehr Energie,** um etwas zu vermeiden, als es einfach zu tun. Also Schluss mit den Ausreden. Fangen Sie an!

Ihr Körper

In diesem Buch werden Sie immer wieder Anweisungen finden, die sich auf spezifische Körperteile beziehen. Das Schaubild auf Seite 13 ist eine praktische Orientierungshilfe. Hier wurden nicht die medizinisch-anatomischen Begriffe verwendet, sondern die Bezeichnungen, die dem Laien geläufig sind. Sie sollen Ihnen helfen zu verstehen, was bei den einzelnen Übungen verlangt wird. Prägen Sie sich diese Begriffe genau ein, damit Sie nicht immer nachschlagen müssen.

Versuchen Sie, sich die Namen der verschiedenen Körperteile einzuprägen. Wenn Sie Ihre Anatomie kennen, können Sie Ihre Problemzonen und Ihre Stärken leicht identifizieren.

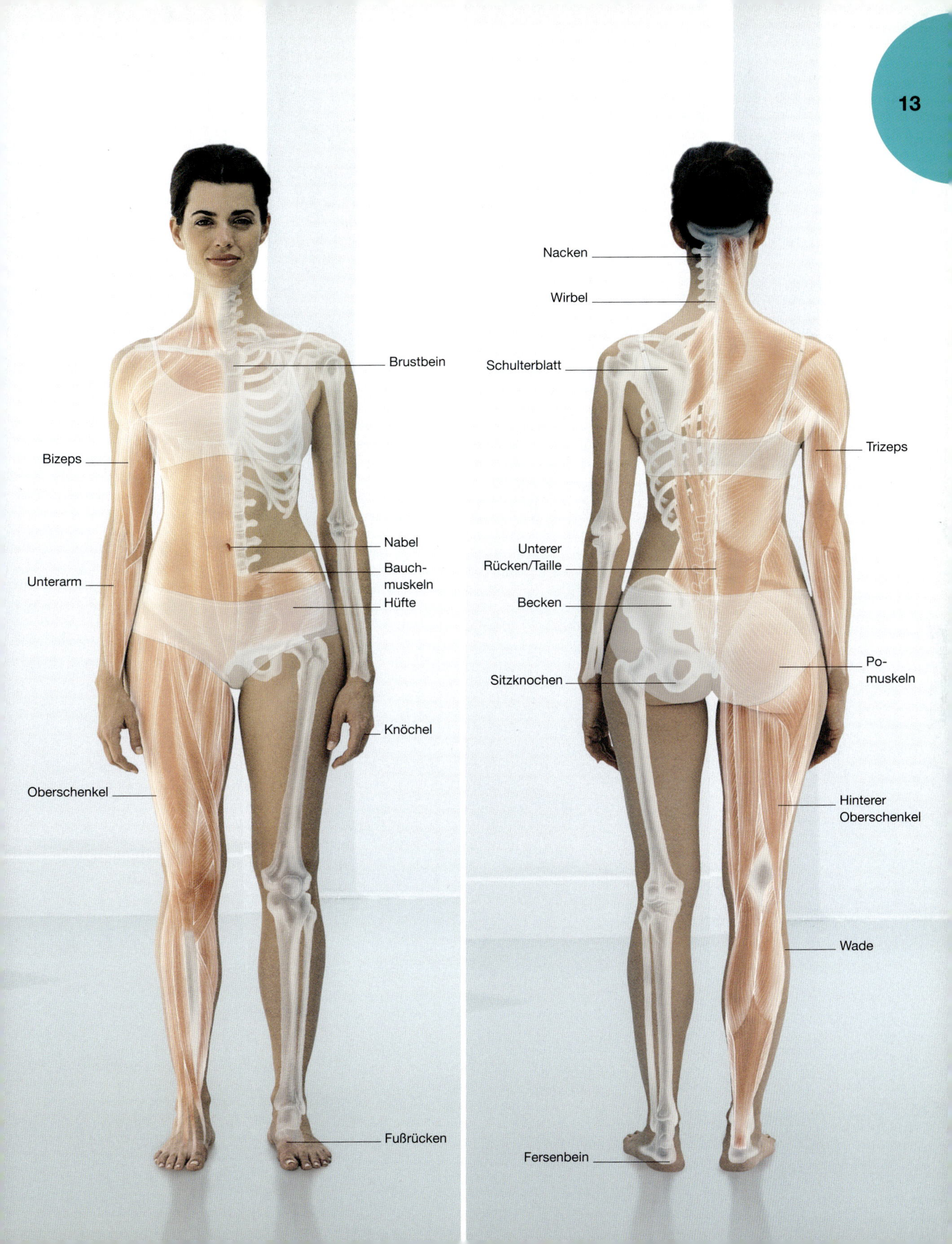

Nacken

Wirbel

Schulterblatt

Brustbein

Bizeps

Trizeps

Unterarm

Nabel

Bauch-muskeln

Hüfte

Unterer Rücken/Taille

Becken

Po-muskeln

Sitzknochen

Knöchel

Oberschenkel

Hinterer Oberschenkel

Wade

Fußrücken

Fersenbein

>> **Die Pilates**-Prinzipien

Für Pilates gilt dasselbe wie für das Erlernen einer Sprache, je mehr Sie üben, desto besser werden Sie: Erst lernt man die Vokabeln, dann ein paar Redewendungen, und am Ende feilt man am Akzent. Lassen Sie uns also mit den ersten Pilates-Vokabeln beginnen.

Bevor Sie mit den Pilates-Übungen beginnen, sollten Sie sich mit den sechs Grundprinzipien der Pilates-Methode vertraut machen. Diese Prinzipien bieten die Basis und den Hintergrund für die Workouts und helfen Ihnen, die Übungen so in Ihren Alltag zu integrieren, dass Sie sich bald gesund und kräftig fühlen. Denken Sie daran: Pilates wirkt weit über die eigentlichen Übungssequenzen hinaus.

Kontrolle

Sie ist das wichtigste Prinzip im Pilates-System. Joseph Pilates nannte seine Trainingsmethode auch »Contrology«. Während der Übungen ist es wichtig, die Muskeltätigkeit ebenso zu kontrollieren wie die Haltung und das Bewegungstempo. Betrachten Sie Ihren Körper also als Werkzeug – wenn Sie ihn richtig unter Kontrolle haben, werden Sie immer bessere Resultate erzielen.

Zentriertheit

Jede Bewegung hat in der Körpermitte, im Zentrum, ihren Ursprung. Joseph Pilates wollte betonen, dass man vor jeder Bewegung erst einmal seine Stabilität finden muss. Bei der Pilates-Methode wird erst das Körperzentrum stabilisiert, dann folgen die Bewegungen der Arme und Beine. Außerdem hat der Gedanke, aus dem Zentrum zu agieren, auch eine energetische Komponente. Es ist, als würde man sich wappnen und dann all die Energie und Aktivität, die sich in den Organen befindet, über die Glieder nach außen transportieren. Zentrieren heißt so viel wie von innen nach außen arbeiten.

>> **Tipps** für garantierten Erfolg

- **Analysieren Sie nicht jeden Schritt.** Pilates ist vor allem eine Bewegungsart. Also bleiben Sie vor allem in Bewegung.

- **Pilates ist Arbeit mit der tiefen Muskulatur.** Die Arbeit im Innern bewirkt eine Veränderung der äußeren Konturen.

- **Bewegung sollte Teil Ihres Lebens sein!** Nehmen Sie diesen Aspekt ernst.

- **Wenn Ihnen eine Übung leicht erscheint,** haben Sie sich nicht genug angestrengt.

- **Joseph Pilates** sagte über den Nutzen der Übungen: »Sie nutzen dem Körper.«

Konzentration

Konzentration ist der Schlüssel zu Pilates. Ohne volle Konzentration kann keine Pilates-Übung wirklich effektiv sein. Konzentration stärkt die Intensität der Ausführung und macht die Übung viel wirkungsvoller.

Präzision

Auch bei diesem Prinzip von Pilates handelt es sich um einen allgemeingültigen Begriff, der viele einzelne Aspekte abdeckt. Die Pilates-Methode ist so effektiv, weil man auf die kleinsten Feinheiten achtet.

Atmung

Die Atmung gehört zu den Fundamenten der Pilates-Methode. In den folgenden Übungseinheiten lernen Sie die Atmung schrittweise, aber sie bildet hier keinen Schwerpunkt. Grundsätzlich gilt: Mit dem Einatmen bereitet man sich auf eine Übung vor, und mit dem Ausatmen wird sie ausgeführt.

Bewegungsfluss

Dieses Element gewinnt an Bedeutung, je weiter Sie bei Pilates fortschreiten. Achten Sie darauf, jede Übung mit fließenden, geschmeidigen Bewegungen auszuführen. Mit der Zeit werden Sie jede Übungsfolge in einer fließenden Sequenz ausführen.

Minimale Bewegung

Die vielen Pilates-Trainer verfeinern die Pilates-Prinzipien immer weiter, etwa durch Begriffe wie Symmetrie, Gleichgewicht oder Verflechtung. Sicher lassen sie sich auch gut in die Pilates-Methode integrieren, doch Joseph Pilates legte Wert auf die Prägnanz seiner Arbeit. Die sechs erwähnten Prinzipien beinhalten alle Ideen und Konzepte, die für die Pilates-Methode eine Rolle spielen.

Wie Pilates auf Ihr Leben wirken kann

Nun, da Sie die sechs Prinzipien der Pilates-Methode kennen, können Sie sich sicher vorstellen, wie diese auch in anderen Bereichen des Lebens Anwendung finden könnten. Kontrolle, Präzision, Atmung – diese Aspekte kann man immer und überall berücksichtigen. Sie können nach den Pilates-Prinzipien Ihrem Leben eine neue Richtung geben, indem Sie sie auch im Alltag anwenden.

Wenn Sie allein trainieren, sollten Sie ebenso konzentriert sein wie mit einem Trainer. Lernen Sie, Ihr eigener Lehrer zu sein, indem Sie sich selbst prüfen und korrigieren.

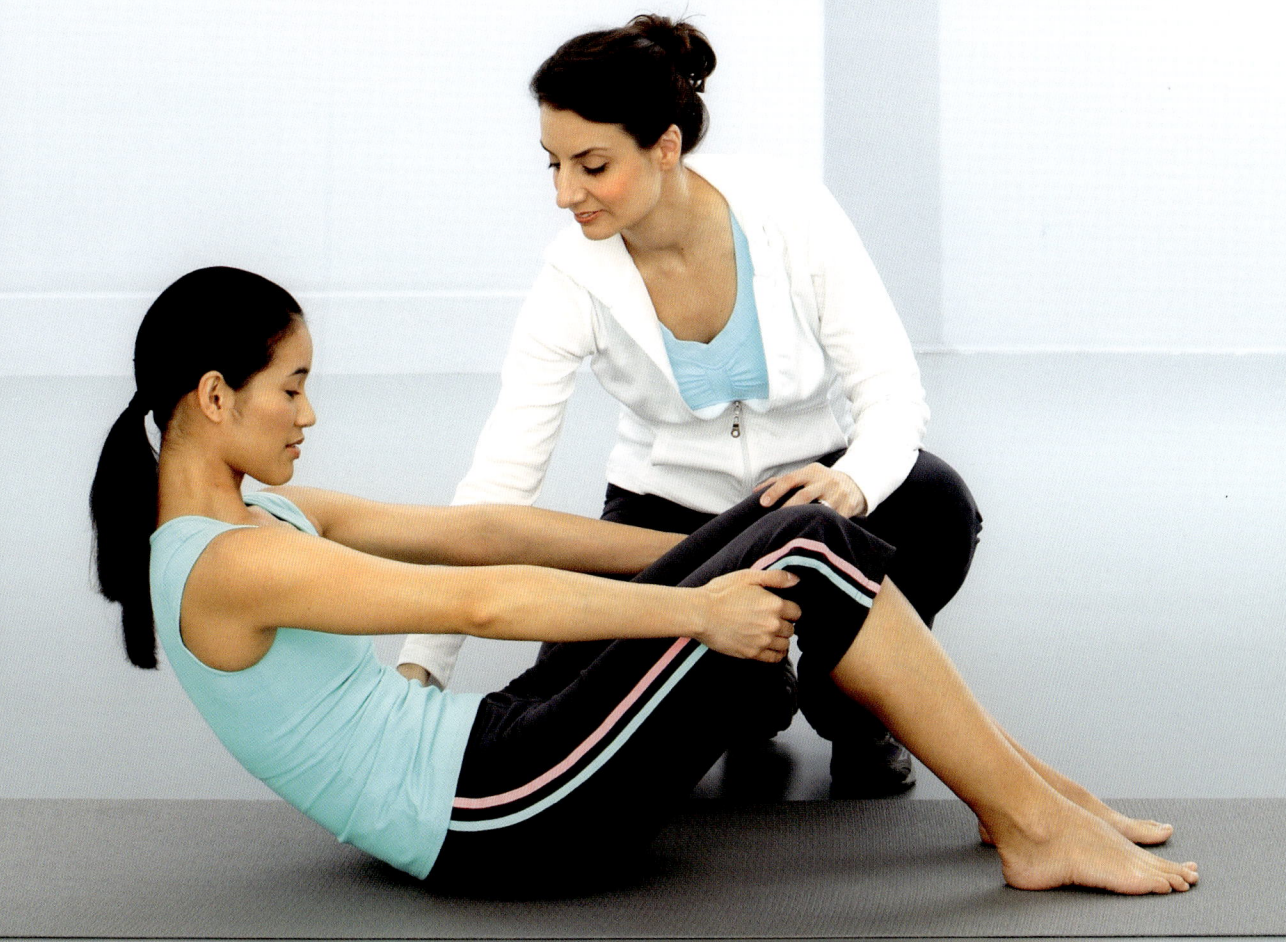

>> **Pilates** von Kopf bis Fuß

Nun, da Sie etwas über den ideellen Hintergrund von Pilates erfahren haben, werden an dieser Stelle noch einmal die physischen Komponenten der in diesem Buch vorgestellten Übungen erläutert. Bestimmte Körperhaltungen sind typisch für die Pilates-Methode. Gehen wir von oben nach unten vor.

Stellen Sie sich vor, Ihr Kopf würde auf einem Kissen ruhen, damit sich der Nacken bei den Bauchmuskelübungen nicht verkrampft. Die Beugung des Halses sollte lang und natürlich sein.

Bei den Pilates-Übungen ist die Atmung sehr präzise. Da die Bauchmuskulatur die ganze Zeit über angespannt ist, müssen Sie Ihre Atmung mehr nach oben und außen bringen. Denken Sie daran, dass Ihre Lungen sich bis zum Schlüsselbein hin ausweiten können. Üben Sie die seitliche Atmung, bei der sich beim Einatmen der Brustkorb dehnt und beim Ausatmen zusammenzieht.

Unterhalb der Taille

Im Pilates kennt man verschiedene Begriffe für die Bauchmuskeln: Kernmuskeln, Kraftzentrum und vor allem Powerhouse. Wie auch immer man es nennen mag, Ihre Kraft und Kontrolle kommen

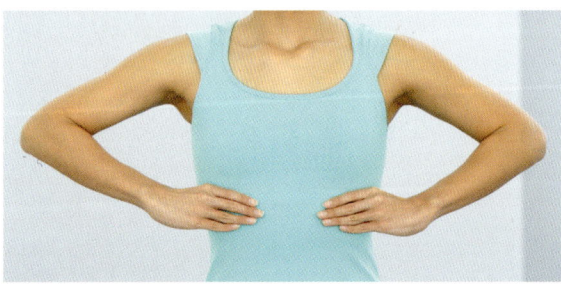

Üben Sie die seitliche Atmung, indem Sie Ihre Hände rechts und links auf die unteren Rippen legen.

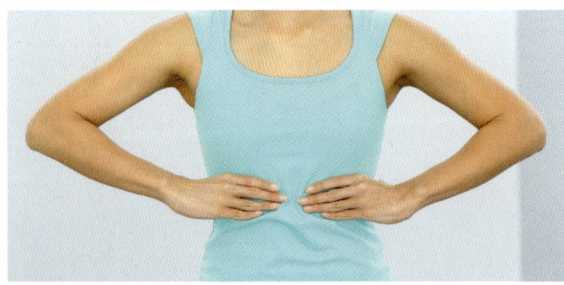

Beim Ausatmen spüren Sie, wie der Brustkorb schmaler wird. Die Hände kommen sich näher.

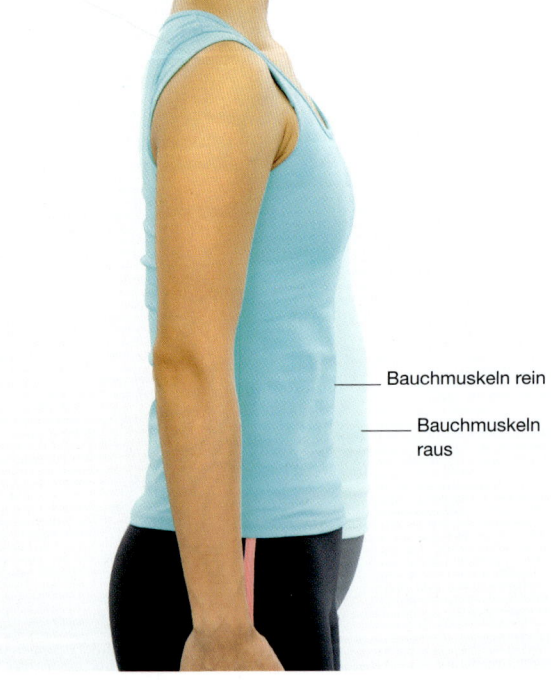

Bauchmuskeln rein

Bauchmuskeln raus

Mit der Pilates-Kuhle aktivieren Sie die Bauchdecke. Die Taille bleibt oben und schmal. Lassen Sie sie nie »fallen«.

immer aus Ihrer Körpermitte. Powerhouse bezeichnet ganz spezifisch die Bauchmuskulatur, die Hüfte und den Po.

Die Pilates-Kuhle ist das Kennzeichen dieser Methode. Selbst wenn es Ihnen schwerfällt, den Nabel so stark zur Wirbelsäule zu ziehen, dass eine Kuhle entsteht, sollten Sie stets darauf achten, dass die Bauchmuskeln nicht nach außen drücken.

Für den Rücken ist es am besten, wenn die Wirbelsäule ihre natürliche, geschwungene Form hat. Wenn Sie auf dem Rücken liegen und Bauchmuskelübungen machen, versuchen Sie daher, den unteren Rücken nicht nach vorne hochzurollen. Ziehen Sie die Wirbelsäule lieber lang. Der Lohn sind gut ausgebildete Bauchmuskeln.

Wenn Sie Ihre Pomuskeln einsetzen, versuchen Sie, Ihren Po und die Oberschenkel nach hinten zu rollen und zusammenzupressen. So straffen Sie diese Muskeln und stabilisieren Ihre Wirbelsäule.

Die Pilates-Grundhaltung geht nicht von den Füßen aus, sondern von der Hüfte: Die Pomuskeln und hinteren Oberschenkelmuskeln werden so angespannt, dass die Beine automatisch auswärtsdrehen: Die Zehen zeigen ein wenig nach außen.

Arbeiten Sie an den Feinheiten

Konzentrieren Sie sich auf Ihre Symmetrie. Stellen Sie sich Ihren Rumpf, von den Schultern bis zur Hüfte, als eine Box vor. Wenn die Box rechteckig ist, stehen Sie gut ausgerichtet. Wichtig ist, dass Sie innerhalb Ihres »Rahmens« bleiben, also Arme und Beine stets im Gesichtsfeld sind und den für Sie angenehmen Bereich nicht überschreiten.

Pilates soll Ihren Körper kräftigen. Das geschieht, wenn Sie stets gegen einen gewissen Widerstand arbeiten. Dieser entsteht durch die Schwerkraft und durch Ihre Körperhaltung, noch wichtiger ist aber der innere Widerstand, den Sie selbst aufbauen müssen.

Und schließlich: Wenn ein Muskel zu einer Seite gedehnt wird, heißt das, dass gleichzeitig ein anderer Muskel sich verkürzt. Wenn Sie sich zur Decke strecken, müssen Sie gleichzeitig fest am Boden verankert bleiben. Diese Gegenbewegung verleiht Ihrem Zentrum Stabilität und Kraft.

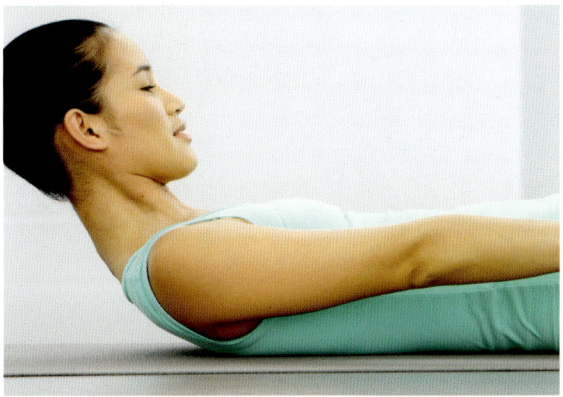

Bei den Bauchmuskelübungen sollte der Hals lang und gerade sein. Der Nacken bleibt immer locker. Der Kopf wird allein durch die Arbeit der Bauchmuskeln gehoben.

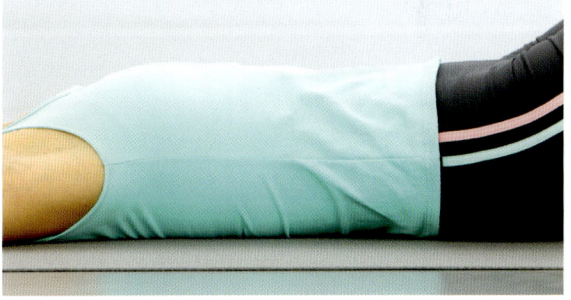

Schonen Sie Ihren Rücken. Während der Bauchmuskelübungen sollten Sie darauf achten, dass der Rücken lang ist; rollen Sie nicht das Steißbein nach vorne hoch.

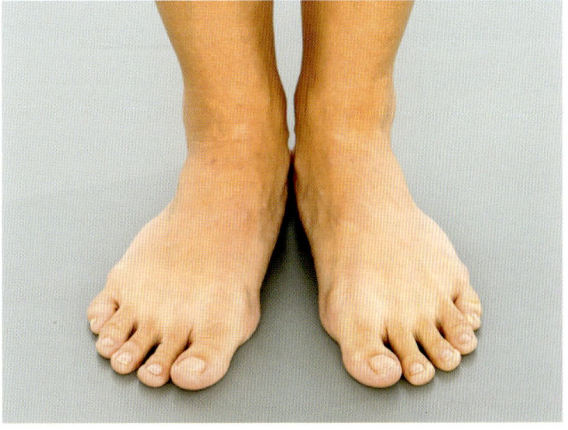

In der Pilates-Grundhaltung sind die Fersen zusammen und die Füße leicht ausgedreht. Spannen Sie dazu die Muskeln von Po und hinteren Oberschenkeln an.

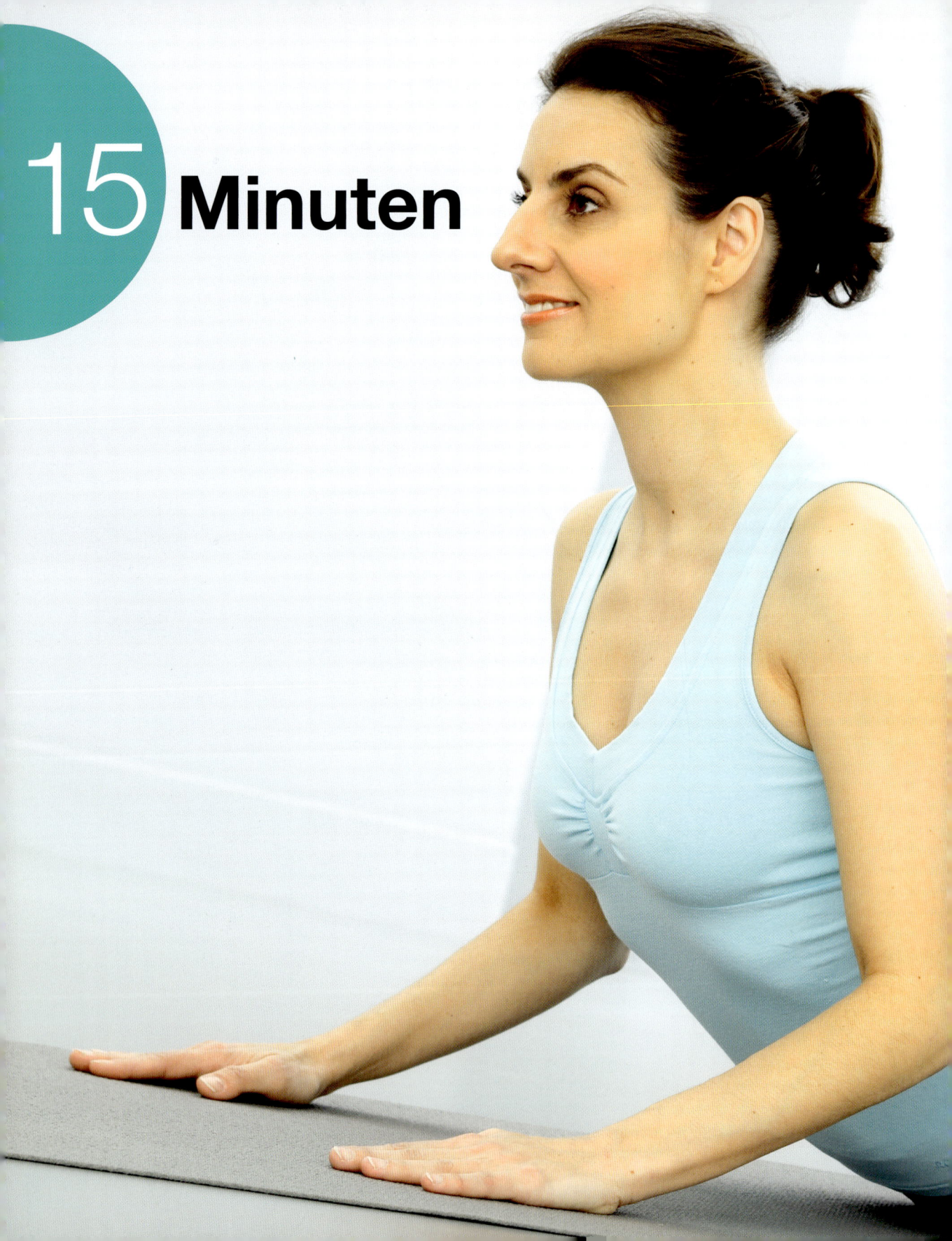

15 Minuten

Alles über Körperkontrolle,
das Powerhouse und die
klassische Übungsfolge.

Basis-Übungen >>

>> **Basis**-Übungen

Wenn Sie sich nur auf eines der 15-Minuten-Programme aus diesem Buch konzentrieren wollen, dann sollte es dieses sein. Diese klassische Übungsfolge beinhaltet alles, wovon Sie mit der Pilates-Methode profitieren können. Sie ist zudem die Basis für alle weiteren Übungsfolgen in diesem Buch.

Lernen Sie hier, sich gemäß der sechs von Pilates geprägten Prinzipien und Regeln zur Körperhaltung (s. S. 14–17) zu bewegen. Das Programm beginnt mit Bauchmuskelübungen, bei denen Sie lernen, richtig zu atmen und Ihre Bauchmuskeln effektiv einzusetzen. Die weiteren Übungen folgen dem Programm, das Joseph Pilates seinerzeit entwickelt hat. Am Ende kommt eine Übung im Rollen, die eine kleine Herausforderung darstellt.

Anfang und Ende

Generell sollten Sie bei jeder Übung zunächst Ihre Haltung kontrollieren und sie, wo nötig, korrigieren. Atmen Sie immer ein, bevor Sie in die Bewegung gehen. Schließlich sollten Sie Ihre Körpermitte aktivieren, damit Ihr Kraftzentrum stabil ist und die Extremitäten ihre Arbeit tun können.

Am Ende jeder Übung können Sie noch etwas in der letzten Bewegung verharren, als würden Sie für ein Foto posieren – übertreiben Sie die Bewegung noch etwas an den wichtigen Stellen, anstatt nur anzuspannen. Noch mehr dehnen, das Bein noch länger strecken, den Bauch noch tiefer einziehen. Danach können Sie sich ausruhen.

Übergänge

Das Ziel ist, mit eleganten und präzisen Bewegungen von einer Übung in die nächste zu gleiten. Die Fotos auf Seite 21 illustrieren die richtigen Übergänge zwischen den einzelnen Übungen. Kommen Sie vom Sitzen zum Liegen, indem Sie abrollen, und vom Boden in den Sitz, indem Sie sich aufrollen. Wenn das zu schwer ist, rollen Sie über die Seite.

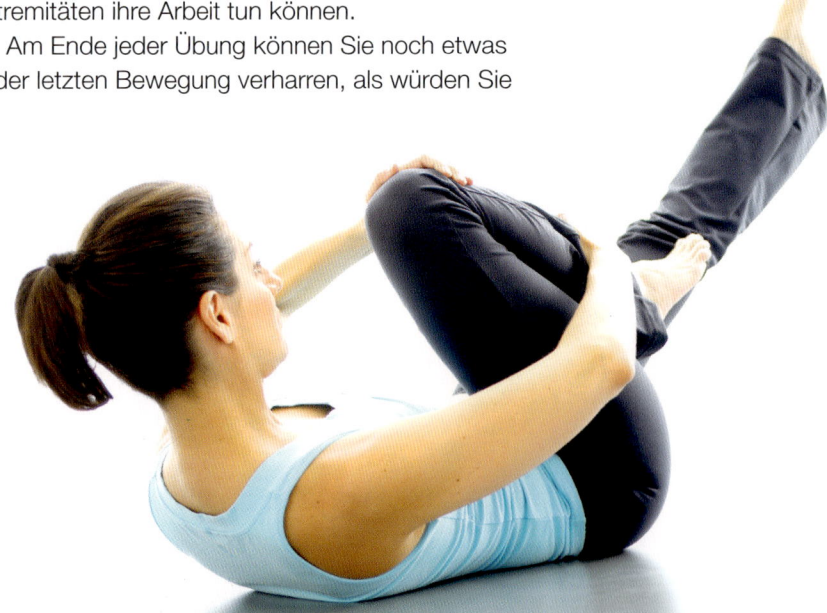

Von einer Bewegung zur nächsten

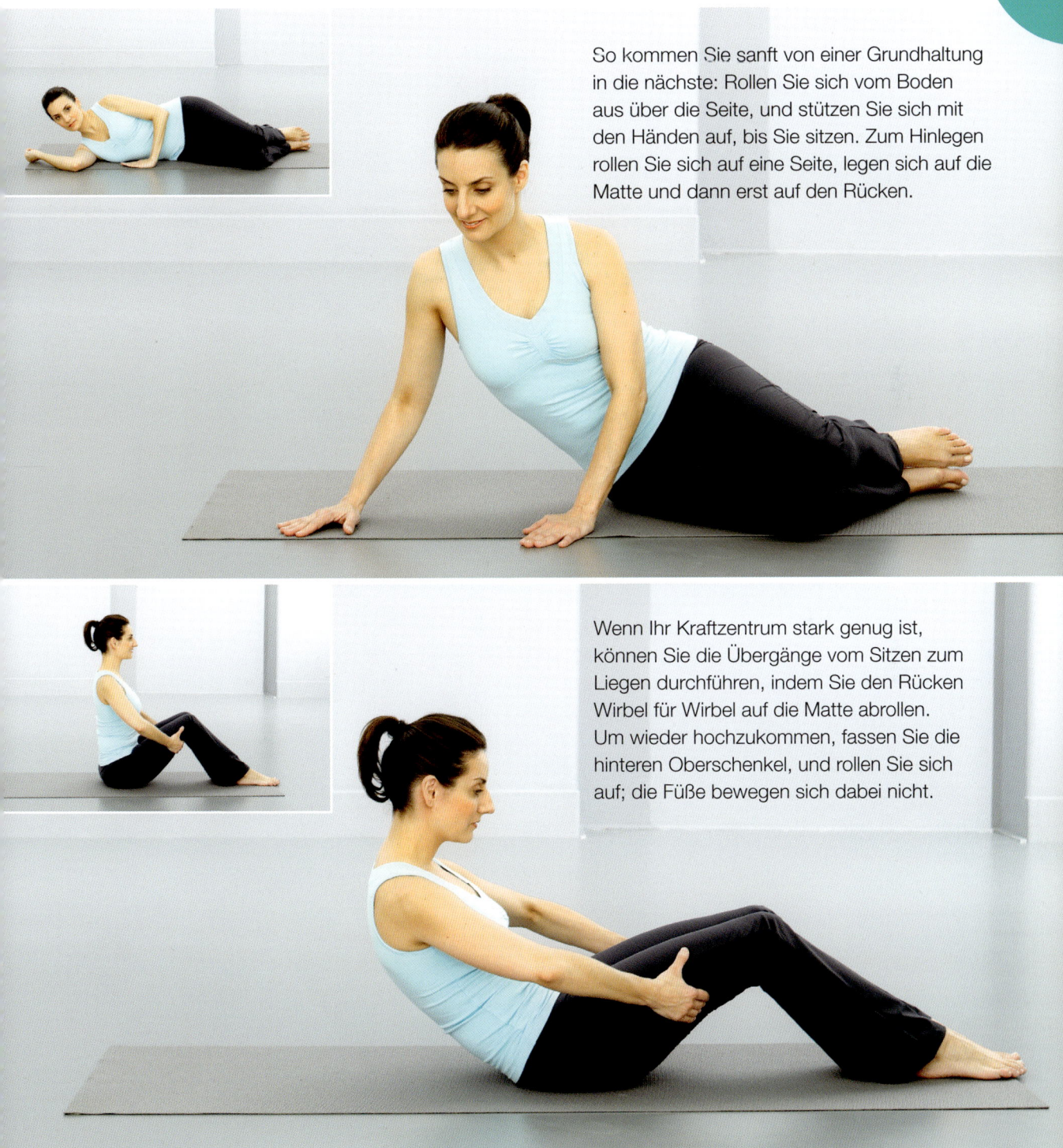

So kommen Sie sanft von einer Grundhaltung in die nächste: Rollen Sie sich vom Boden aus über die Seite, und stützen Sie sich mit den Händen auf, bis Sie sitzen. Zum Hinlegen rollen Sie sich auf eine Seite, legen sich auf die Matte und dann erst auf den Rücken.

Wenn Ihr Kraftzentrum stark genug ist, können Sie die Übergänge vom Sitzen zum Liegen durchführen, indem Sie den Rücken Wirbel für Wirbel auf die Matte abrollen. Um wieder hochzukommen, fassen Sie die hinteren Oberschenkel, und rollen Sie sich auf; die Füße bewegen sich dabei nicht.

>> Übung zum Start

1a Legen Sie sich flach auf den Rücken, die Beine sind angewinkelt, die Hände liegen auf dem Bauch. Selbst wenn Sie flach auf dem Boden liegen, kontrollieren Sie Ihre Körperhaltung. Der Nacken ist lang, die Schultern sind tief, die Box (s. S. 17) rechteckig. Atmen Sie tief ein, und fühlen Sie, wie sich Ihr Bauch mit Luft füllt. Dabei spüren Sie, wie Ihre Hände leicht angehoben werden.

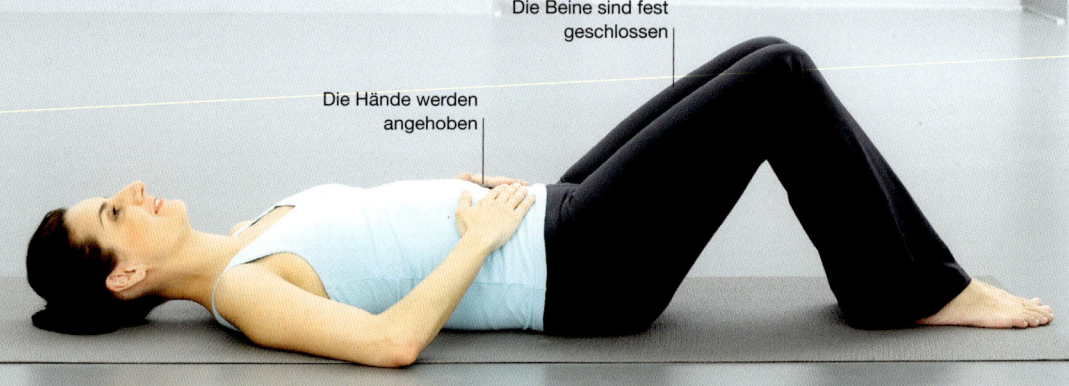

Die Beine sind fest geschlossen

Die Hände werden angehoben

1b Jetzt tief ausatmen, die Lungen ganz leer machen, der Nabel sinkt tief. Nicht die Körpermitte krümmen; Schultern bleiben tief. Ziehen Sie einfach den Nabel tiefer nach unten, sodass eine Kuhle entsteht. Wiederholen Sie das viermal, und atmen Sie dabei immer länger aus; ziehen Sie den Nabel immer stärker ein.

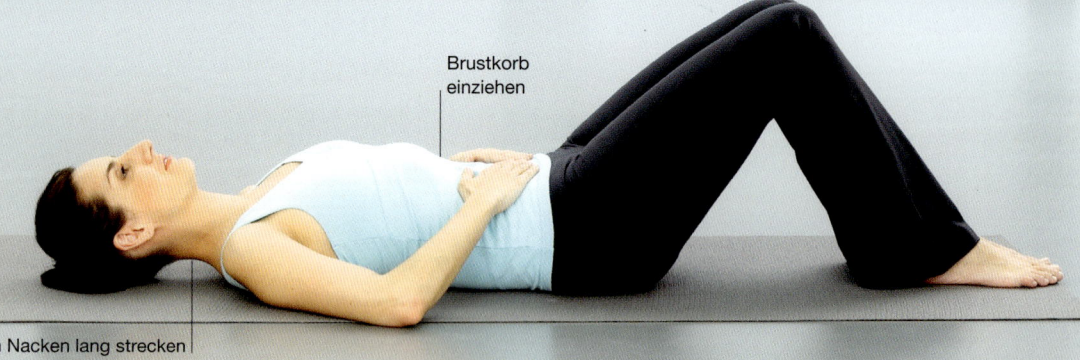

Brustkorb einziehen

Den Nacken lang strecken

2a Strecken Sie die Arme aus, und heben Sie diese ein paar Zentimeter an. Die Füße stehen fest auf dem Boden, die Beine sind immer noch fest geschlossen. Die Bauchmuskeln nach innen und oben ziehen. Nun einatmen und auf das Hochrollen vorbereiten.

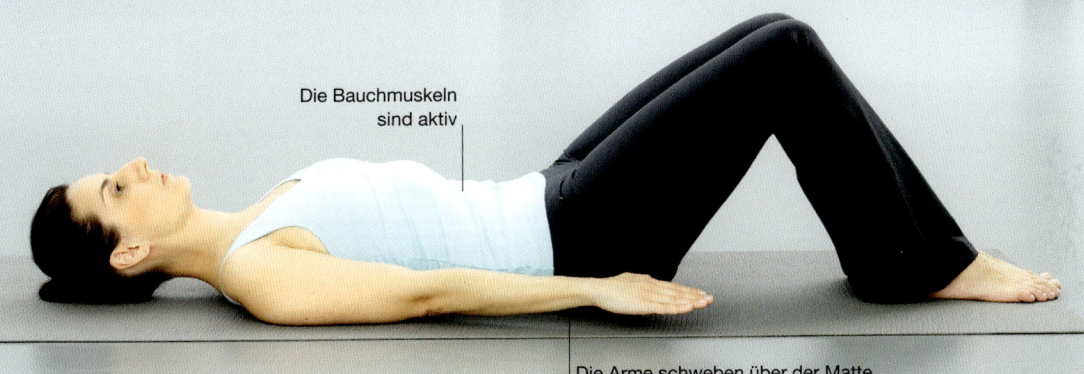

Die Bauchmuskeln sind aktiv

Die Arme schweben über der Matte

2b Ausatmen und Kopf, Nacken und Schultern von der Matte hochrollen, der Bauch bleibt angespannt. Die Arme ziehen weiter zu den Füßen hin; konzentrieren Sie sich auf Ihre Körpermitte. Mit dem Einatmen ganz sanft wieder abrollen. Ziehen Sie bei der Wiederholung die Bauchmuskeln noch stärker nach innen. Wiederholen Sie die Übung noch dreimal, also insgesamt vier Durchgänge.

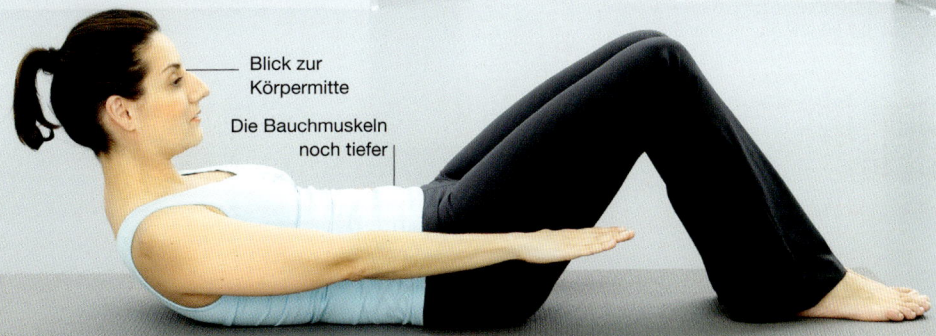

Blick zur Körpermitte

Die Bauchmuskeln noch tiefer

>> **The Hundred**

3a Ziehen Sie die Knie zur Brust. Rollen Sie den Oberkörper von der Matte hoch, die Arme lösen sich von der Matte und werden nach vorne gestreckt. Spannen Sie die Bauchmuskeln an.

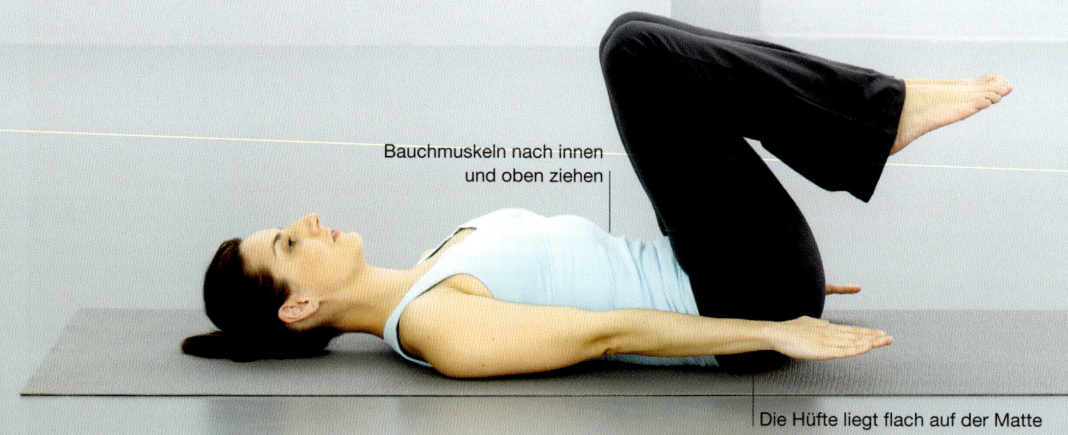

Bauchmuskeln nach innen und oben ziehen

Die Hüfte liegt flach auf der Matte

3b Heben Sie die Oberschenkel im 90-Grad-Winkel zum Rumpf, die Waden sind parallel zum Boden. Jetzt mit den Armen kräftig auf- und abpumpen. Beim Einatmen fünfmal auf- und abpumpen, beim Ausatmen fünfmal pumpen. Machen Sie weiter, bis Sie 100 geschafft haben; Sie können kurze Pausen einlegen. Die Bauchmuskeln bleiben angespannt.

Die Knie zeigen gerade nach oben

Die Finger sind lang ausgestreckt

>> **Roll Down**

4a Setzen Sie sich vorne an die Matte, Rücken gerade, Beine leicht geöffnet, Füße flach, die Hände fassen von unten die Oberschenkel. Atmen Sie ein, und rollen Sie aus der Taille zur Matte hin ab; das Steißbein dabei nach vorn schieben und den Nabel einziehen.

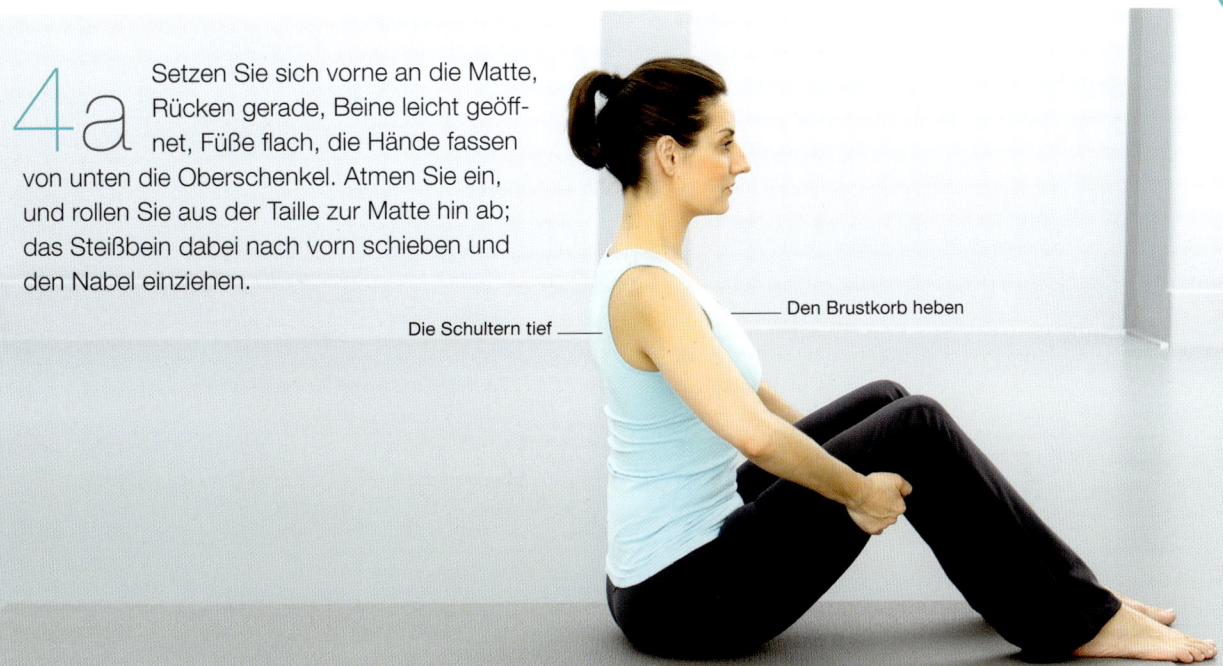

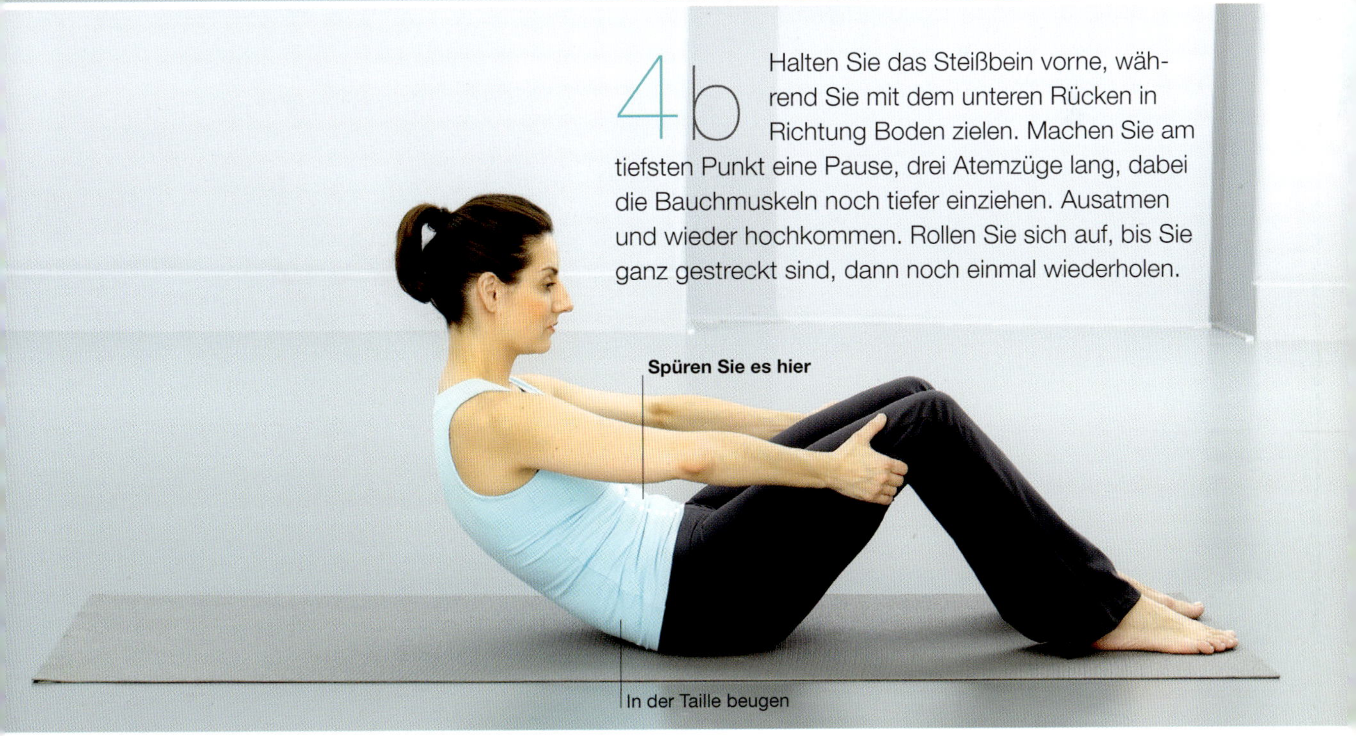

Die Schultern tief ⎯

⎯ Den Brustkorb heben

4b Halten Sie das Steißbein vorne, während Sie mit dem unteren Rücken in Richtung Boden zielen. Machen Sie am tiefsten Punkt eine Pause, drei Atemzüge lang, dabei die Bauchmuskeln noch tiefer einziehen. Ausatmen und wieder hochkommen. Rollen Sie sich auf, bis Sie ganz gestreckt sind, dann noch einmal wiederholen.

Spüren Sie es hier

In der Taille beugen

>> **Single Leg Circles**

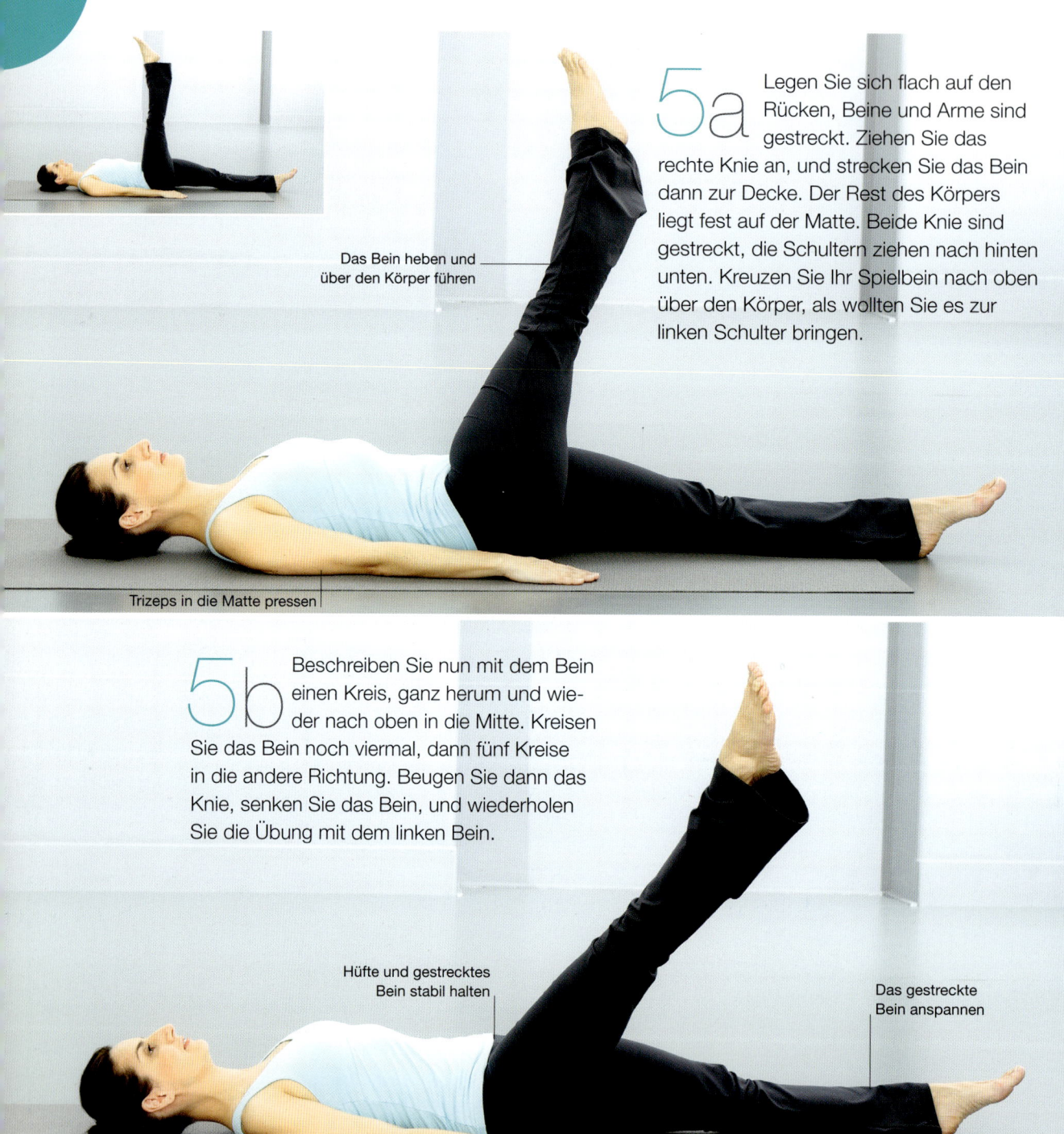

Das Bein heben und
über den Körper führen

5a Legen Sie sich flach auf den Rücken, Beine und Arme sind gestreckt. Ziehen Sie das rechte Knie an, und strecken Sie das Bein dann zur Decke. Der Rest des Körpers liegt fest auf der Matte. Beide Knie sind gestreckt, die Schultern ziehen nach hinten unten. Kreuzen Sie Ihr Spielbein nach oben über den Körper, als wollten Sie es zur linken Schulter bringen.

Trizeps in die Matte pressen

5b Beschreiben Sie nun mit dem Bein einen Kreis, ganz herum und wieder nach oben in die Mitte. Kreisen Sie das Bein noch viermal, dann fünf Kreise in die andere Richtung. Beugen Sie dann das Knie, senken Sie das Bein, und wiederholen Sie die Übung mit dem linken Bein.

Hüfte und gestrecktes
Bein stabil halten

Das gestreckte
Bein anspannen

6a Setzen Sie sich vorne auf die Matte, die Hände umfassen die Oberschenkel, die Beine sind angehoben, die Unterschenkel parallel zum Boden. Heben Sie den Brustkorb, und ziehen Sie den Nabel ein. Die Ellbogen zur Seite öffnen, die Füße strecken.

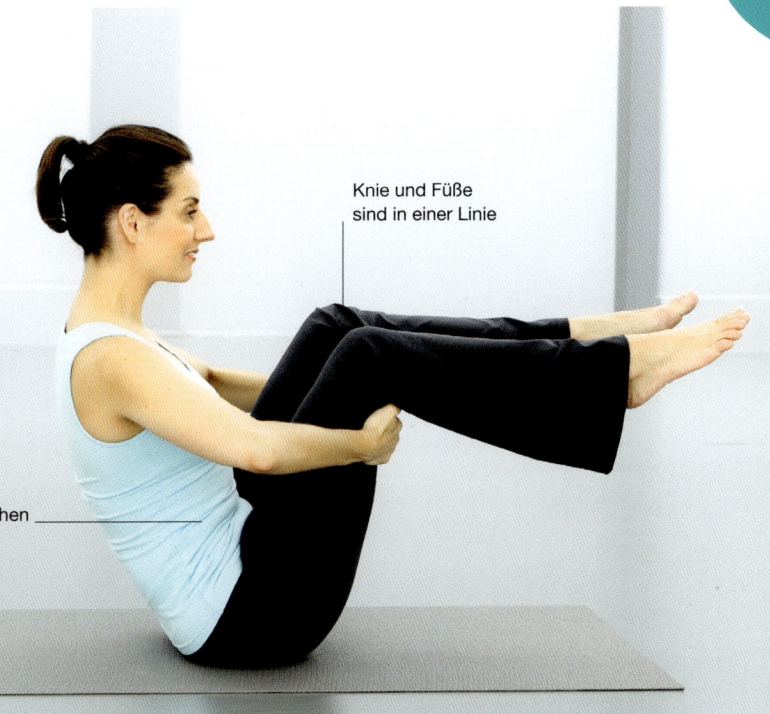

Knie und Füße sind in einer Linie

Den Nabel einziehen

6b Kippen Sie den Beckenboden leicht nach vorn. Setzen Sie die Bauchmuskeln ein, um ganz sanft weiter nach hinten zu sinken. Wenn Sie den tiefsten Punkt erreicht haben, spannen Sie die Bauchmuskeln noch stärker an. Kippen Sie das Becken nach vorn. Wieder hochkommen, gerade sitzen und die Übung noch dreimal wiederholen. Legen Sie die Füße erst nach der letzten Wiederholung ab.

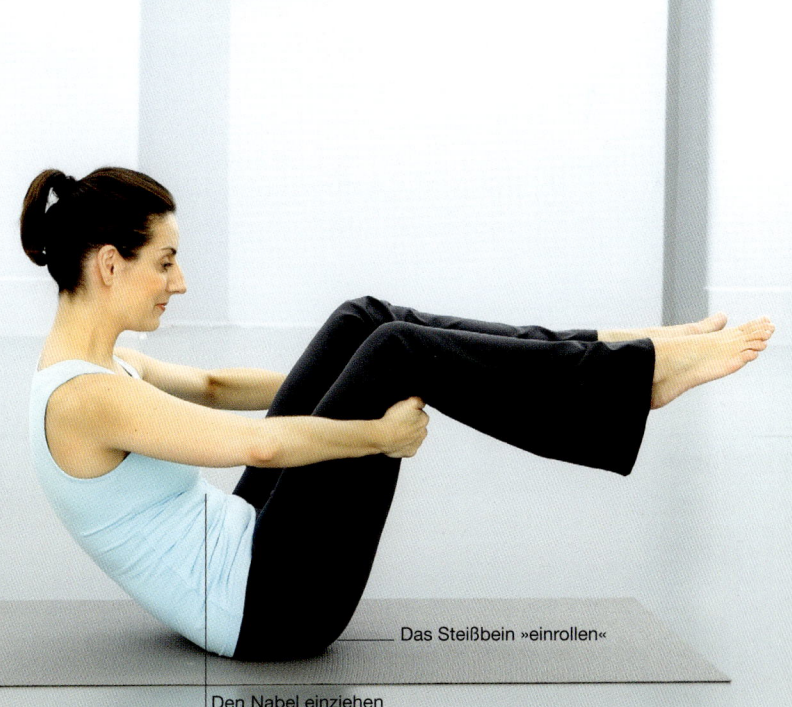

Das Steißbein »einrollen«

Den Nabel einziehen

>> **Single Leg Stretch**

7a Legen Sie sich auf den Rücken, und ziehen Sie beide Knie zur Brust. Bevor Sie hochrollen, vergewissern Sie sich, dass Ihre Box ein Rechteck bildet; aktivieren Sie dann Ihr Powerhouse (s. S. 17).

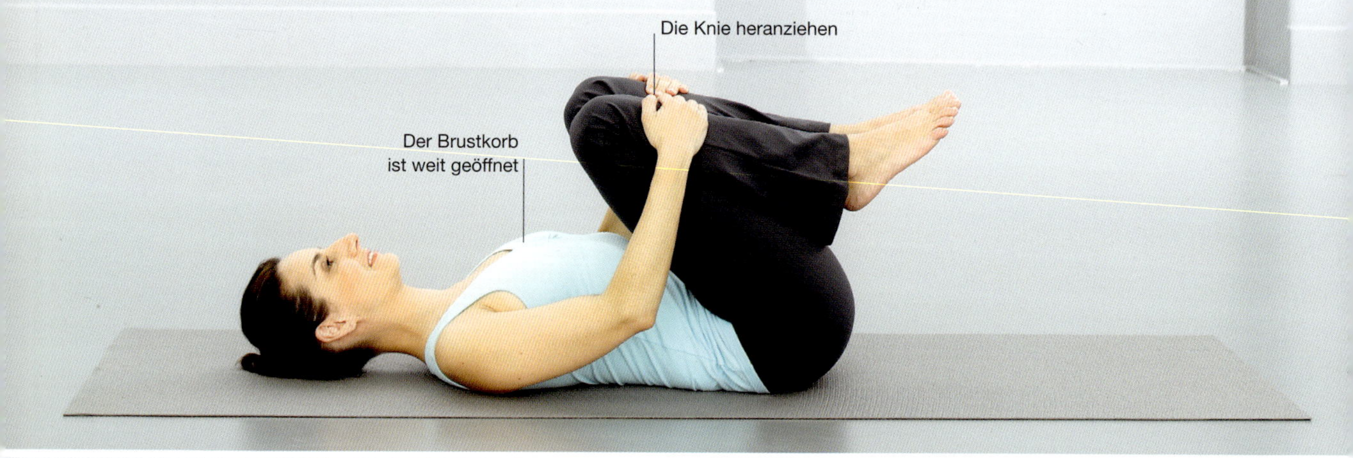

Die Knie heranziehen

Der Brustkorb ist weit geöffnet

7b Kommen Sie mit dem Oberkörper hoch, halten Sie das linke Bein fest, die linke Hand am Knöchel, die rechte am Knie. Strecken Sie das rechte Bein nach oben aus. Der Rumpf bleibt ruhig, während Sie die Beine wechseln. Wechseln Sie die Beine insgesamt achtmal. Am Schluss beide Knie zur Brust führen und den Kopf ablegen.

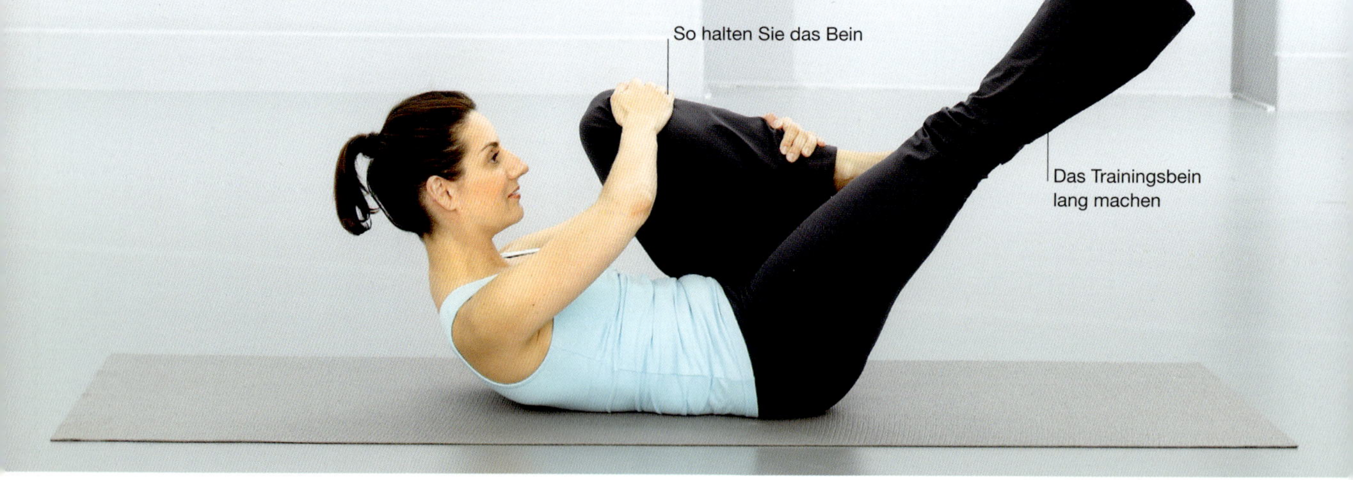

So halten Sie das Bein

Das Trainingsbein lang machen

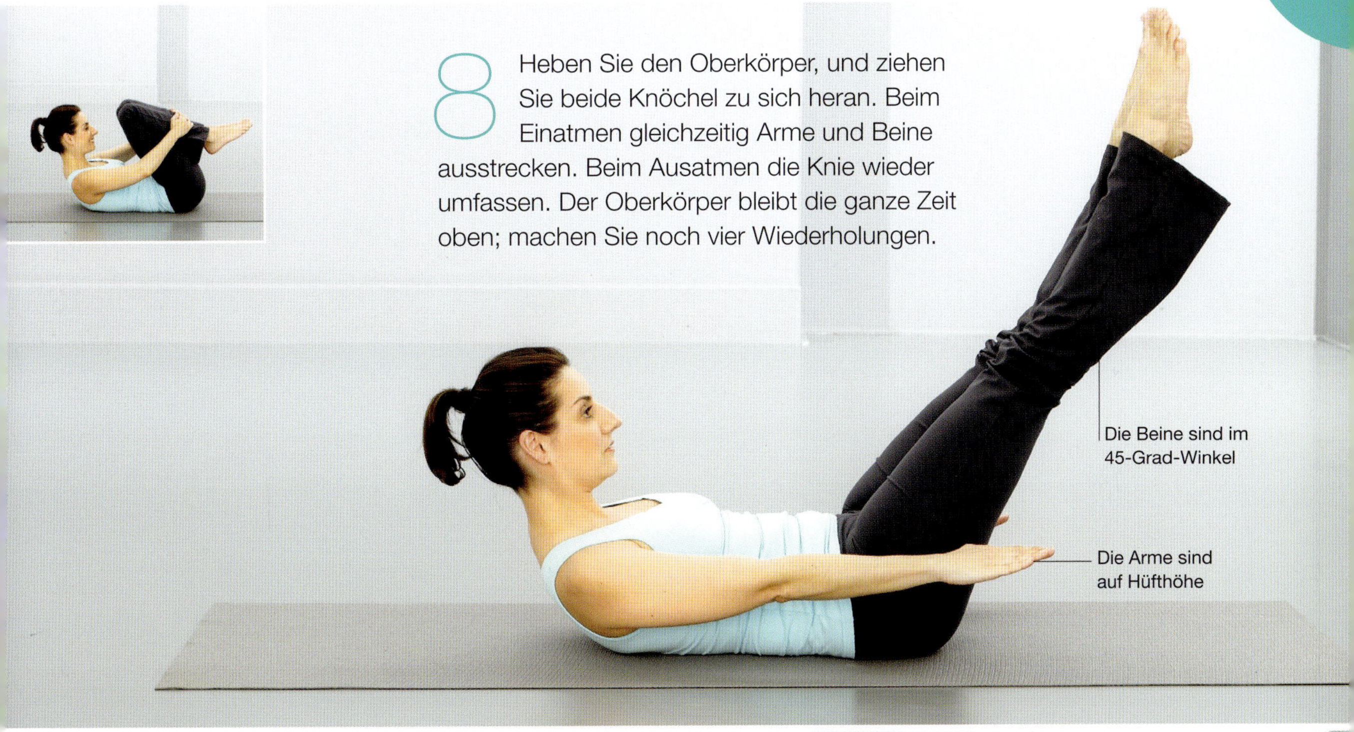

8 Heben Sie den Oberkörper, und ziehen Sie beide Knöchel zu sich heran. Beim Einatmen gleichzeitig Arme und Beine ausstrecken. Beim Ausatmen die Knie wieder umfassen. Der Oberkörper bleibt die ganze Zeit oben; machen Sie noch vier Wiederholungen.

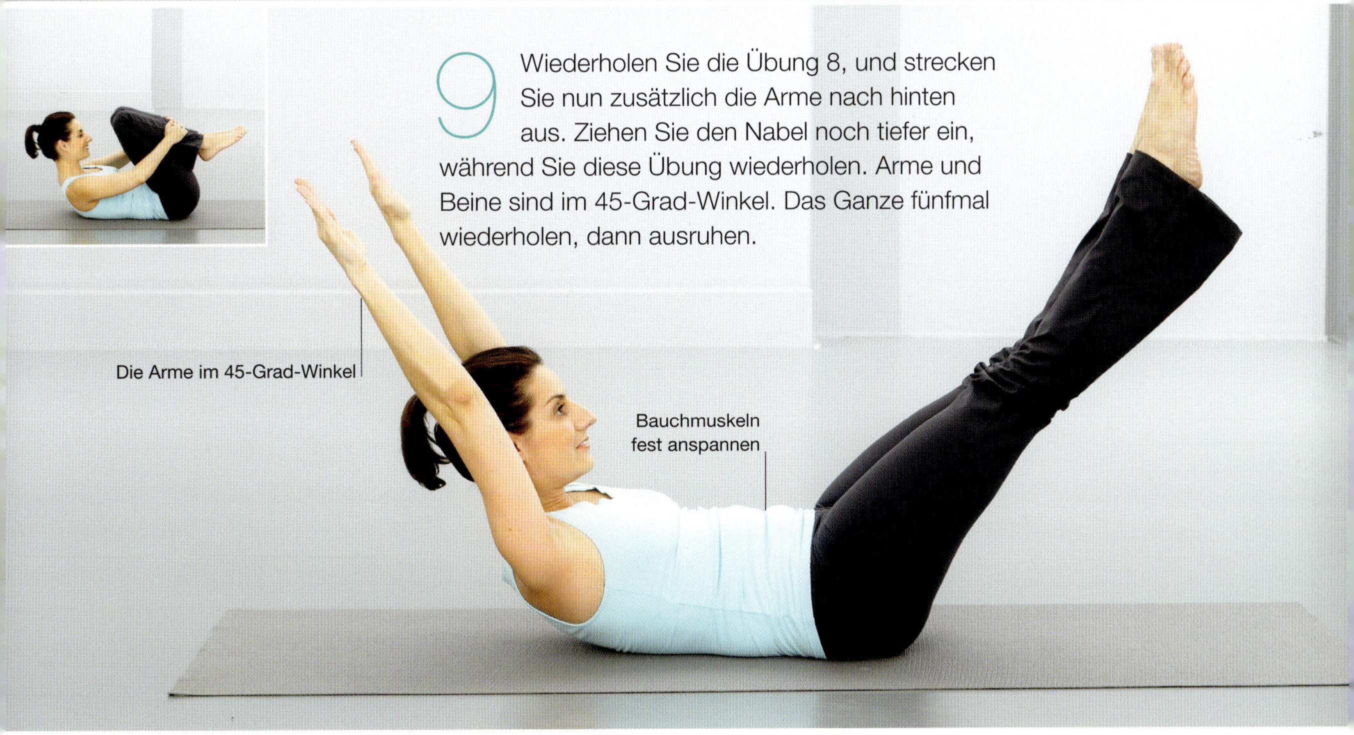

Die Beine sind im 45-Grad-Winkel

Die Arme sind auf Hüfthöhe

9 Wiederholen Sie die Übung 8, und strecken Sie nun zusätzlich die Arme nach hinten aus. Ziehen Sie den Nabel noch tiefer ein, während Sie diese Übung wiederholen. Arme und Beine sind im 45-Grad-Winkel. Das Ganze fünfmal wiederholen, dann ausruhen.

Die Arme im 45-Grad-Winkel

Bauchmuskeln fest anspannen

>> Spine Stretch Forward

10a Sie sitzen gerade, die Beine sind ge- grätscht. Strecken Sie die Arme nach vorne aus, und halten Sie die Füße flex. Spannen Sie den Po an, und atmen Sie ein. Stellen Sie sich vor, Sie würden von der Matte abheben.

Die Schultern nach unten

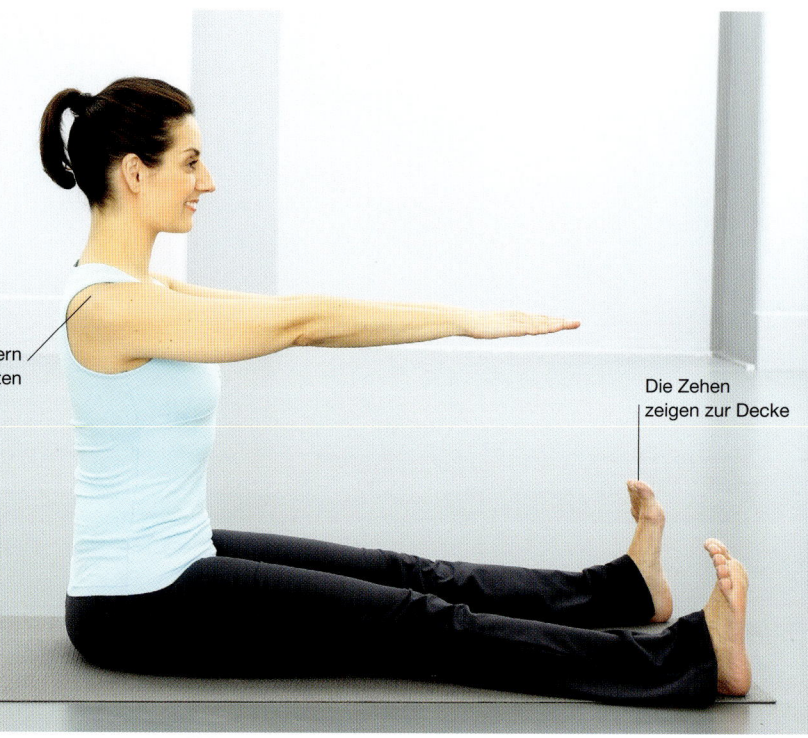

Die Zehen zeigen zur Decke

10b Langsam ausatmen und nach vorn »tauchen«, den Kopf senken und die Arme nach vorn strecken: So wird der Rücken gedehnt. Während Sie sich vorbeugen, denken Sie daran, den Nabel einzuzie- hen. Einatmen und dabei wieder in den aufrechten Sitz kommen. Noch dreimal wiederholen. Übertreiben Sie bei der letzten Folge die Übung, und machen Sie sich noch länger.

Den Nabel einziehen

Der Kopf »taucht« unter die Arme

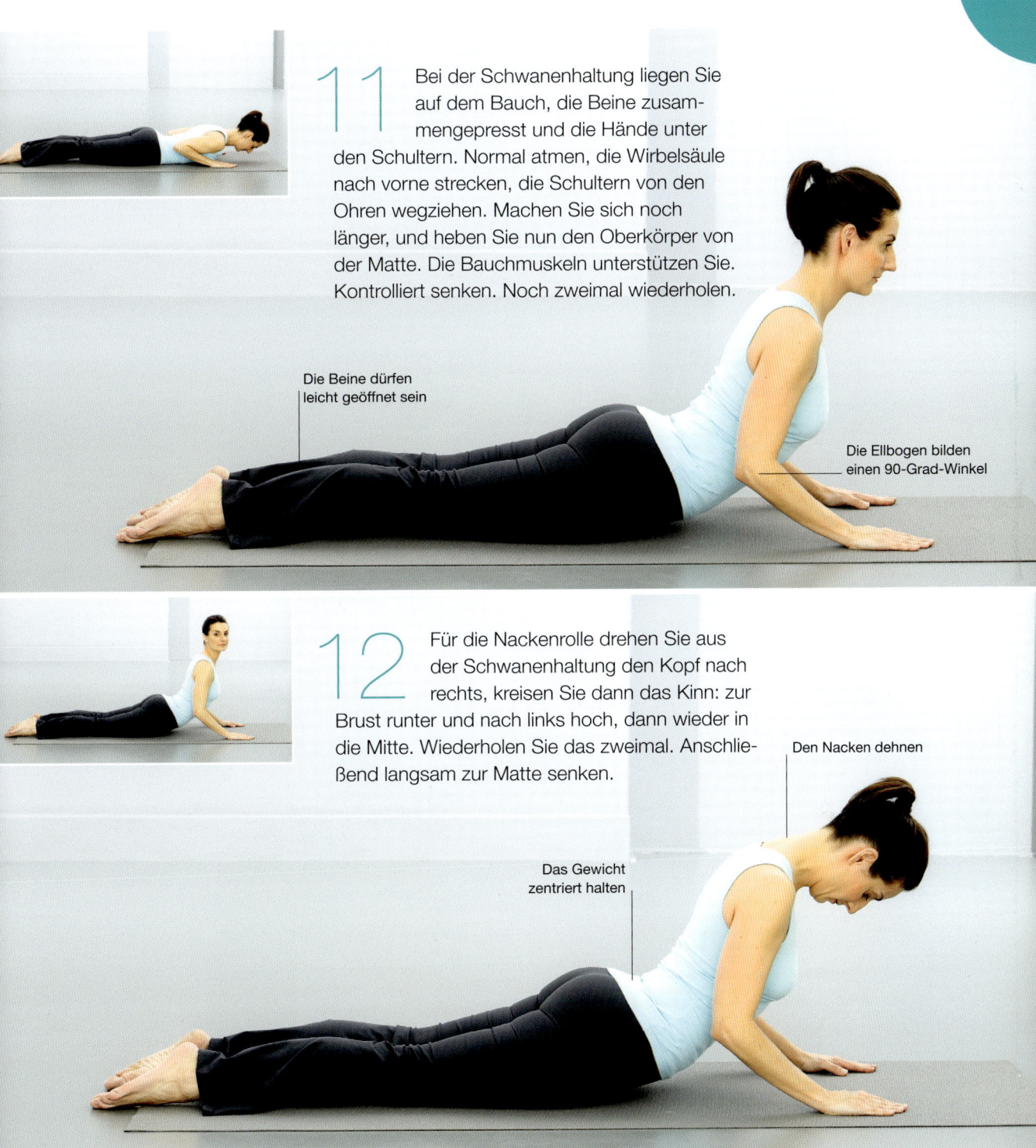

11 Bei der Schwanenhaltung liegen Sie auf dem Bauch, die Beine zusammengepresst und die Hände unter den Schultern. Normal atmen, die Wirbelsäule nach vorne strecken, die Schultern von den Ohren wegziehen. Machen Sie sich noch länger, und heben Sie nun den Oberkörper von der Matte. Die Bauchmuskeln unterstützen Sie. Kontrolliert senken. Noch zweimal wiederholen.

Die Beine dürfen leicht geöffnet sein

Die Ellbogen bilden einen 90-Grad-Winkel

12 Für die Nackenrolle drehen Sie aus der Schwanenhaltung den Kopf nach rechts, kreisen Sie dann das Kinn: zur Brust runter und nach links hoch, dann wieder in die Mitte. Wiederholen Sie das zweimal. Anschließend langsam zur Matte senken.

Den Nacken dehnen

Das Gewicht zentriert halten

>> Rückendehnung/Pelvic Lift

13 Setzen Sie sich auf die Fersen, der Rücken ist rund, die Hände weit nach vorne gestreckt. Öffnen Sie die Knie leicht, dann kann Ihr Oberkörper noch tiefer sinken. Die Bauchmuskeln anziehen und drei Atemzüge machen. Versuchen Sie, bei jedem Einatmen die Muskeln des unteren Rückens noch mehr zu dehnen und zu lösen. Mit jedem Ausatmen den Nabel stärker einziehen. Nach drei Atemzügen den Oberkörper aufrollen und auf die Knie kommen.

Die Hände sind weit ausgestreckt

Die Knie sind leicht geöffnet

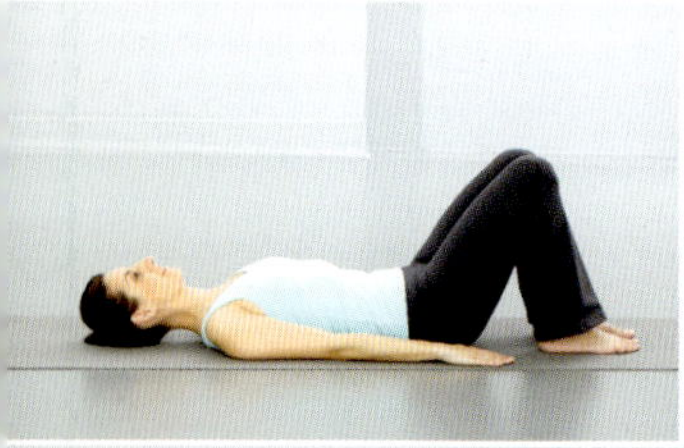

14 Um das Becken zu heben, legen Sie sich auf den Rücken, Beine angewinkelt, Füße hüftbreit auseinander. Ihr Brustkorb öffnet sich, die Schulterblätter rutschen nach hinten, der Rücken ist lang. Einatmen und die Hüften anheben, der Rücken bleibt dabei lang und gerade. Ausatmen und Wirbel für Wirbel den Rücken senken. Dreimal wiederholen.

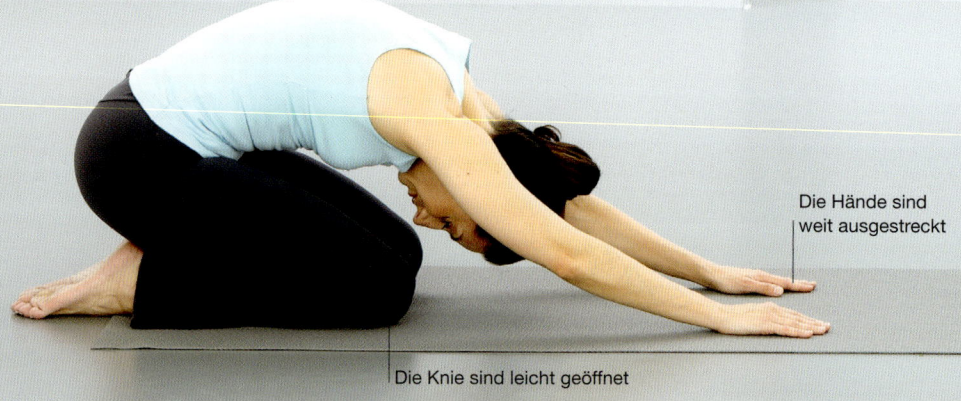

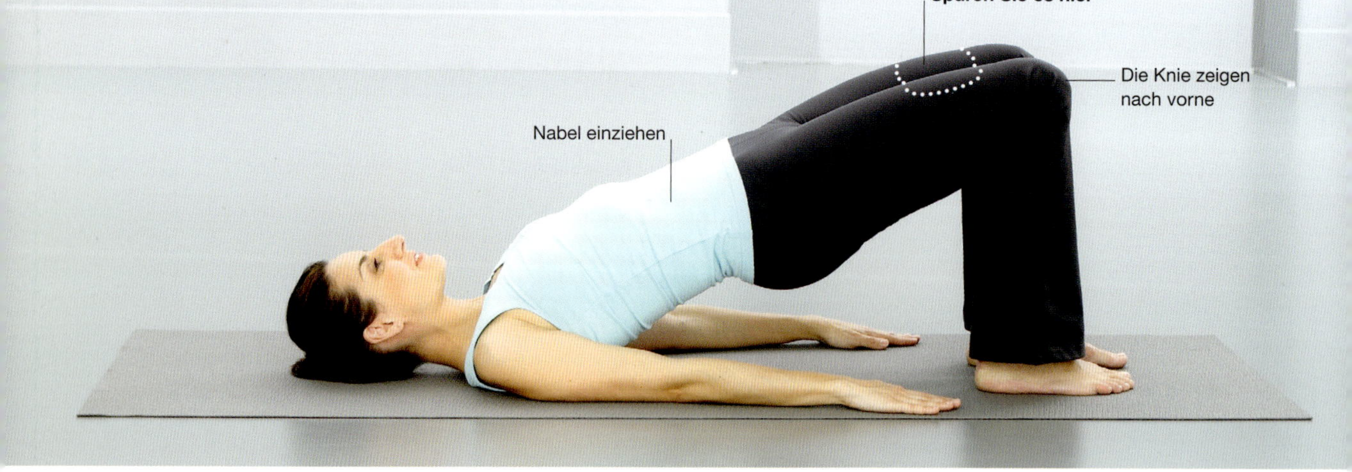

Spüren Sie es hier

Die Knie zeigen nach vorne

Nabel einziehen

Basis-Übungen auf einen Blick

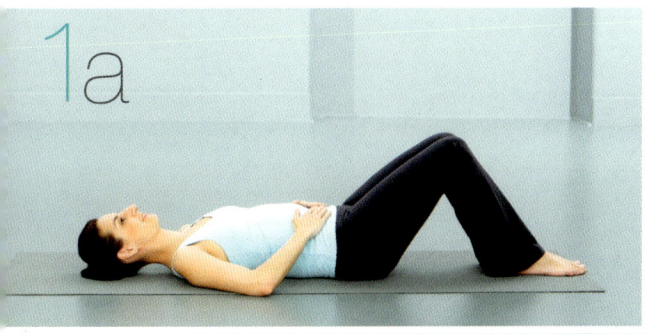

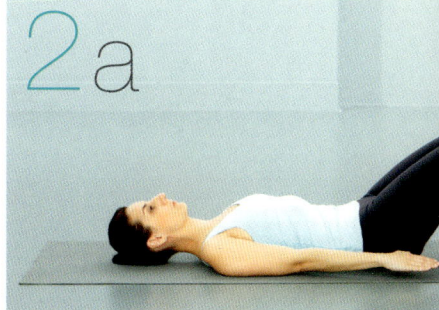

▲ **Übung zum Start**, Seite 22

▲ **Crunches**, Seite 23

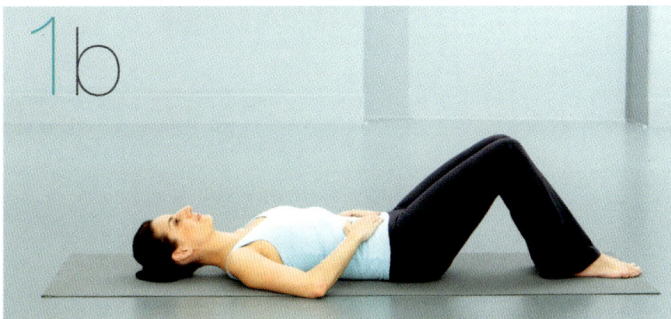

▲ **Übung zum Start**, Seite 22

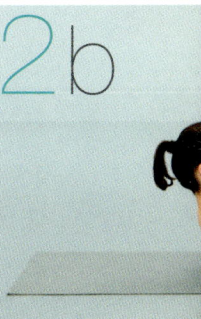

▲ **Crunches**, Seite 2

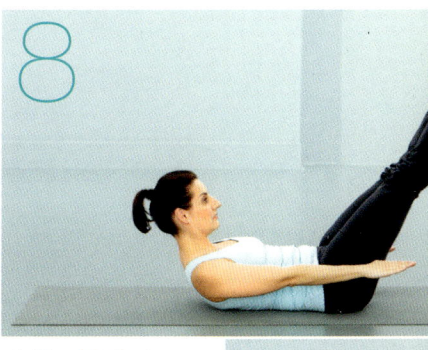

▲ **Single Leg Stretch**, Seite 28

▲ **Double Leg Stretch I**, Seite 29

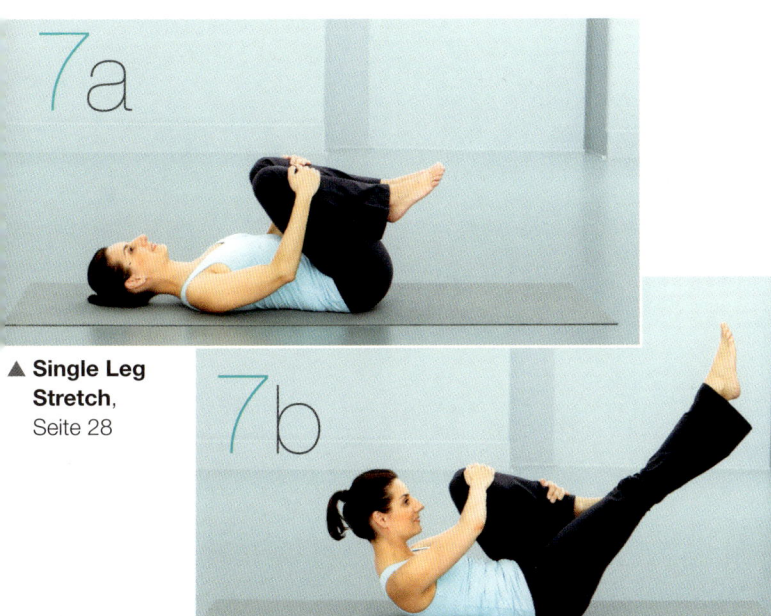

▲ **Single Leg Stretch**, Seite 28

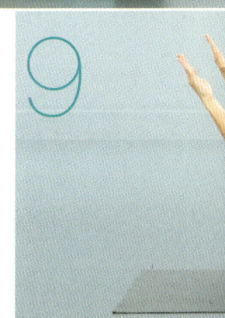

▲ **Double Leg Stret**

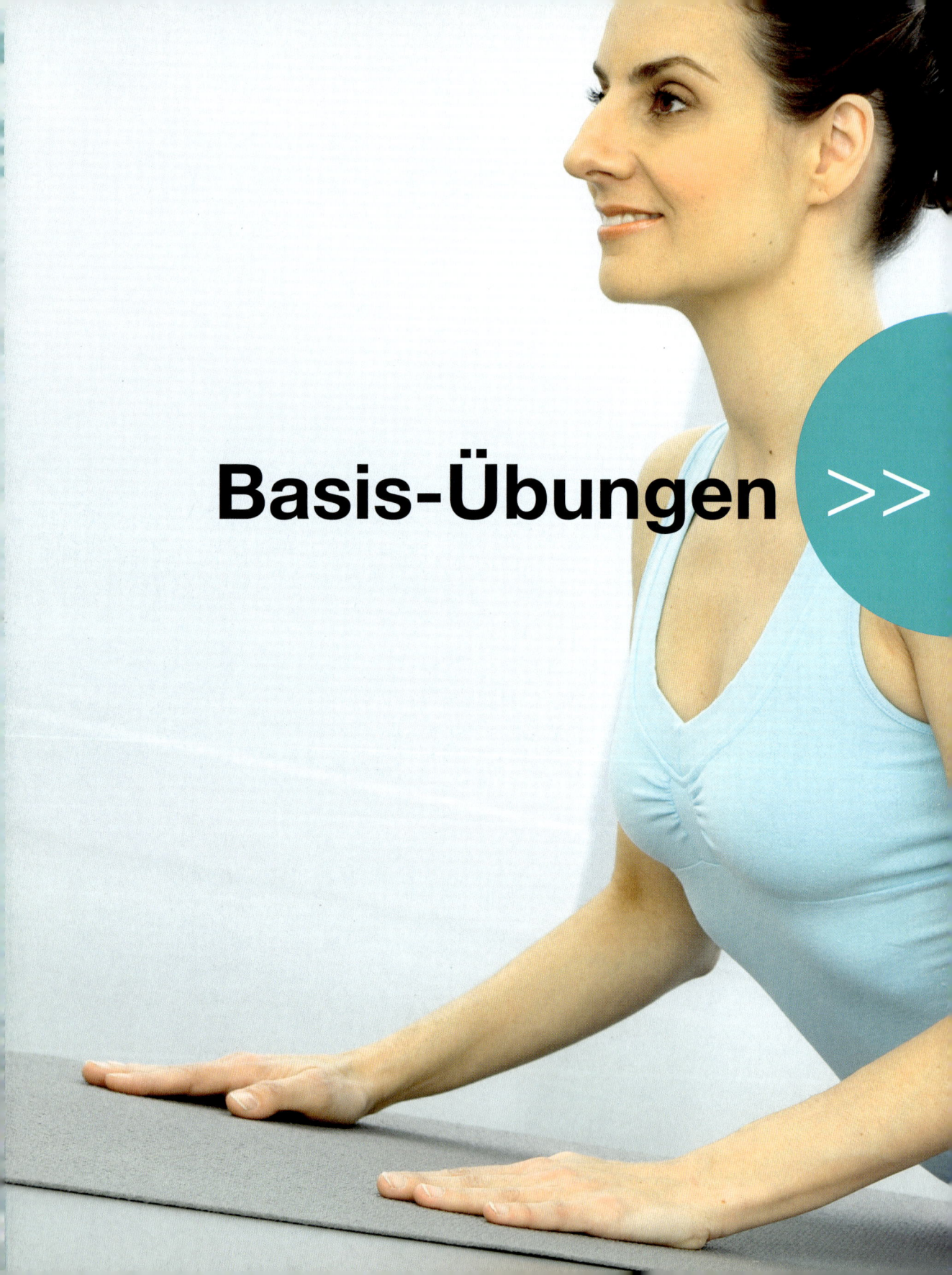

Basis-Übungen

>>

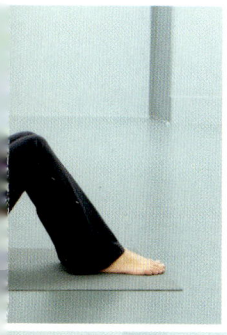

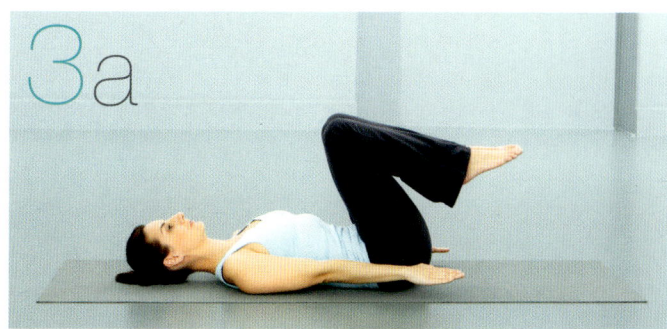

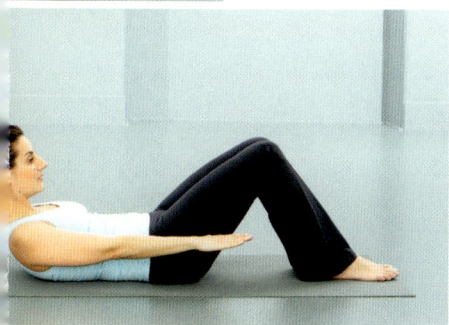

▲ **The Hundred**,
Seite 24

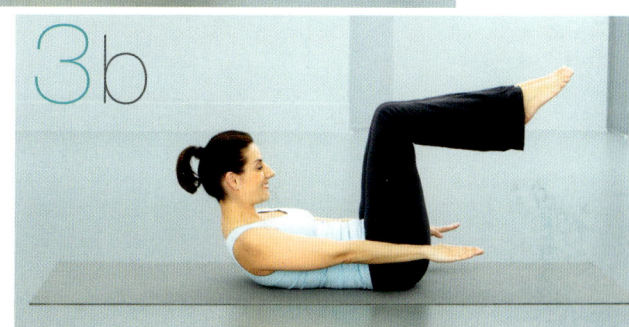

▲ **The Hundred**, Seite 24

3

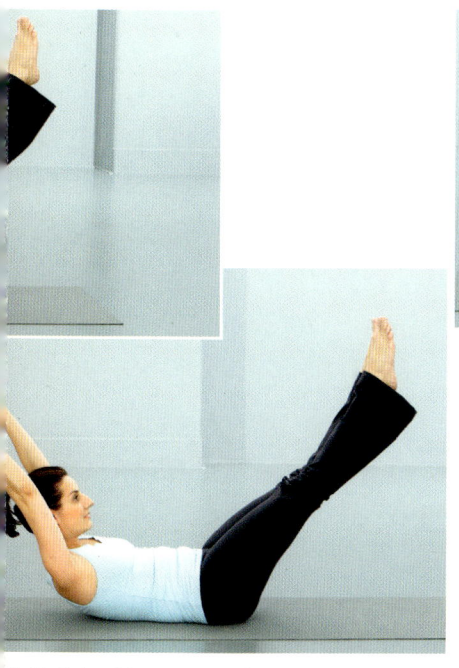

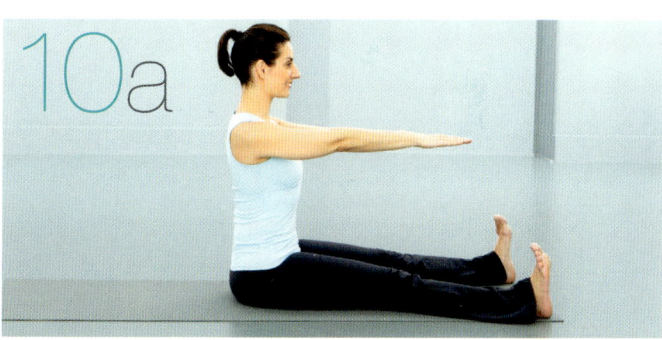

▲ **Spine
Stretch
Forward**,
Seite 30

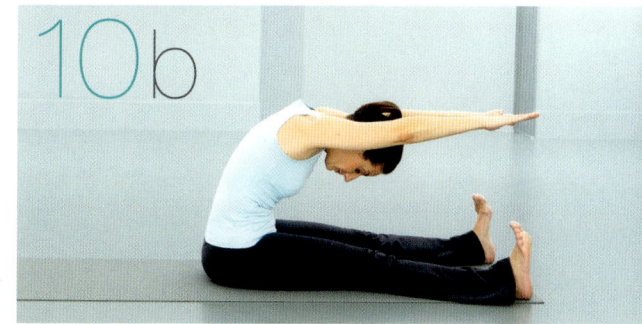

ch II, Seite 29

Spine Stretch Forward, Seite 30

>> **Rolling Like a Ball**

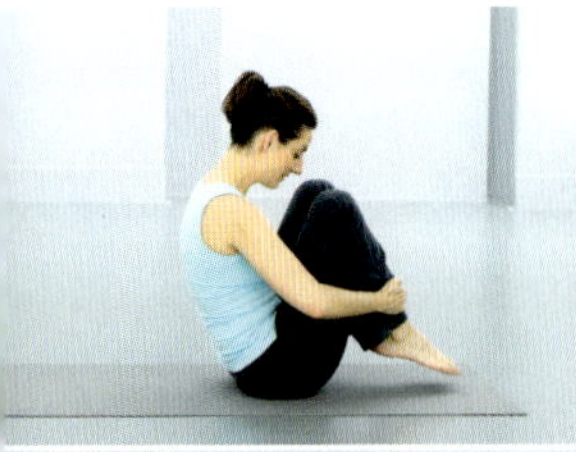

15a

Balancieren Sie auf dem Sitzknochen am vorderen Rand der Matte, ziehen Sie die Beine zu sich heran. Schieben Sie Ihr Steißbein nach vorne, ohne dass die Füße den Boden berühren, und rollen Sie nun nach hinten ab.

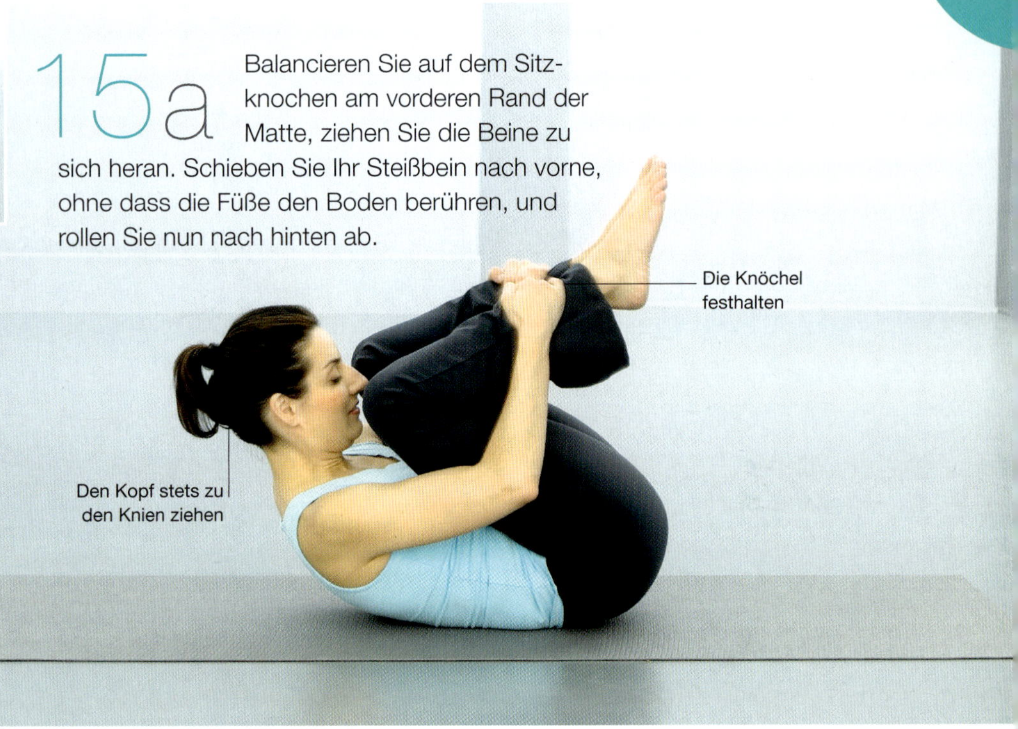

Die Knöchel festhalten

Den Kopf stets zu den Knien ziehen

15b

Rollen Sie die Wirbelsäule entlang, bis zu den Schulterblättern, und kommen Sie wieder in die Ausgangsstellung. Setzen Sie Ihre Bauchmuskeln ein, vor allem beim Hochkommen. Wiederholen Sie die Übung fünfmal. Beim Einatmen abrollen, beim Ausatmen hochkommen.

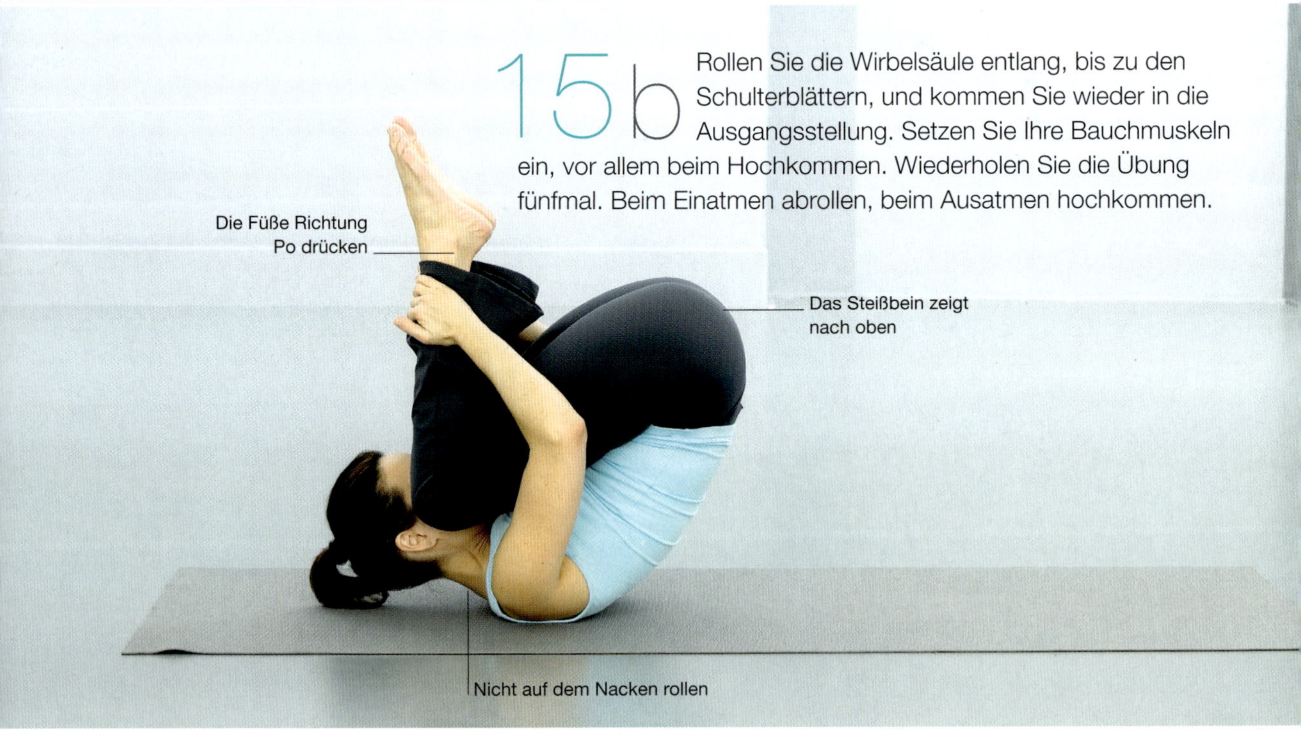

Die Füße Richtung Po drücken

Das Steißbein zeigt nach oben

Nicht auf dem Nacken rollen

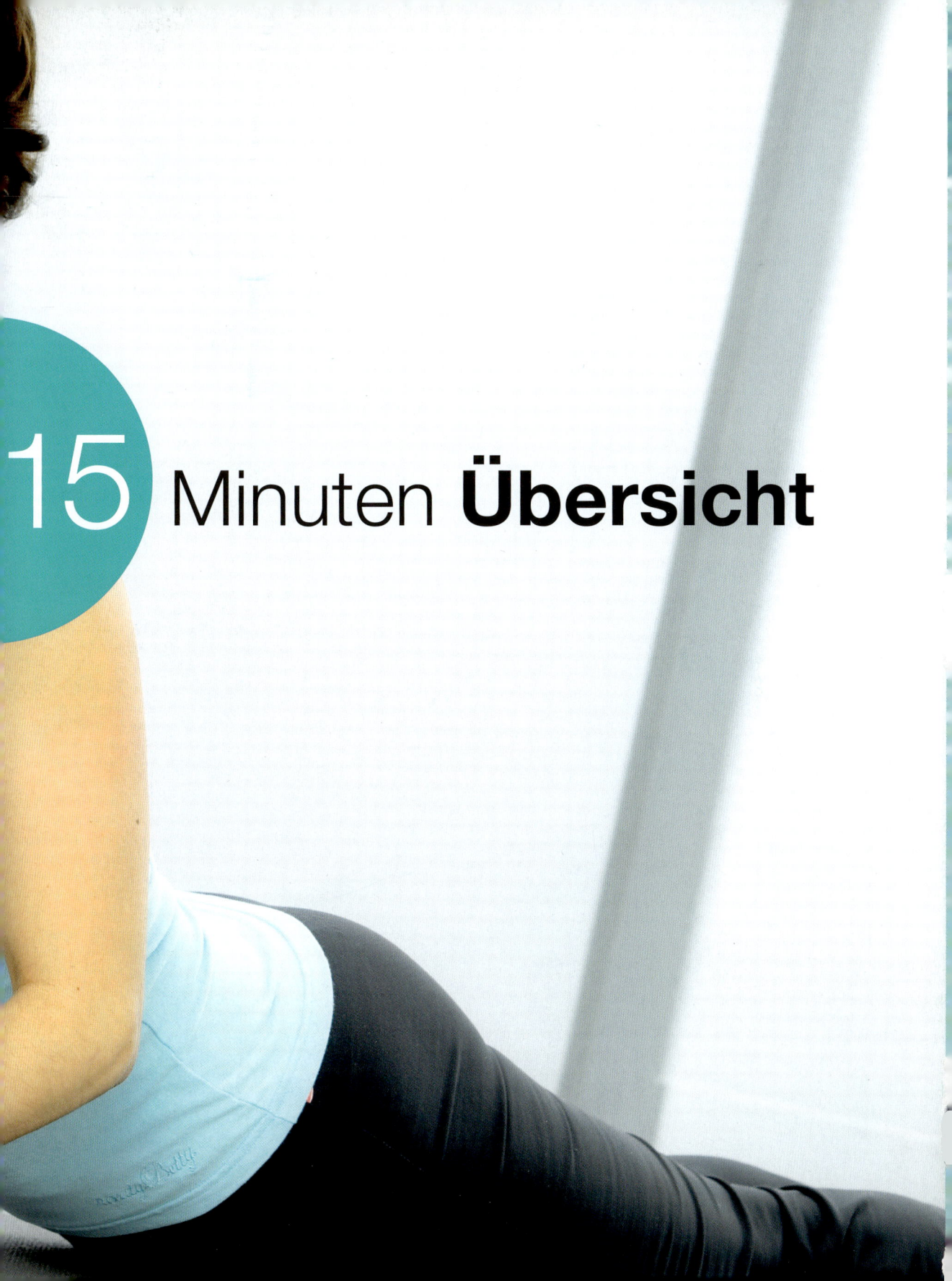

15 Minuten **Übersicht**

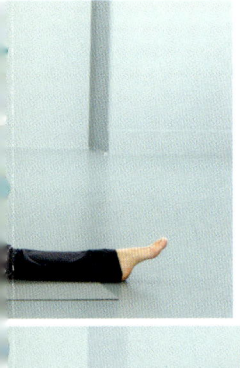

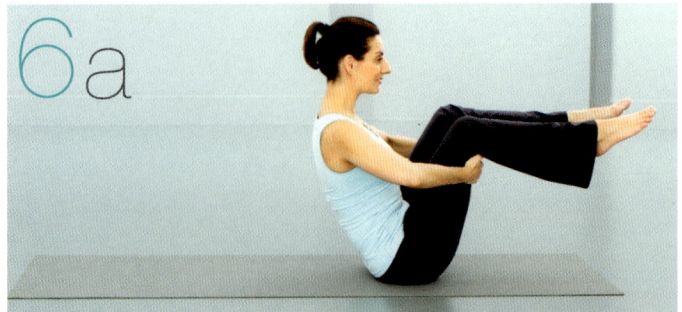

6a

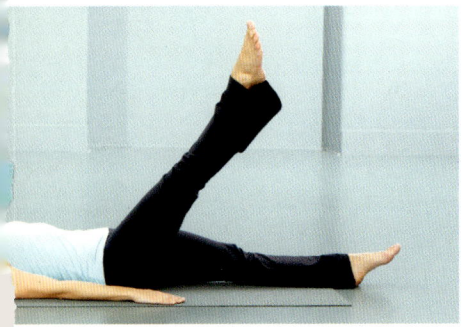

▲ **Vorbereitung: Rollen**, Seite 27

s, Seite 26

6b

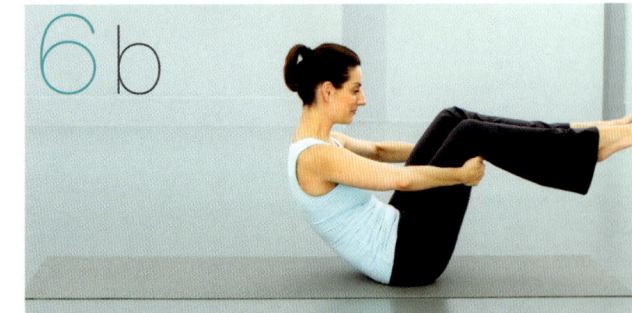

▲ **Vorbereitung: Rollen**, Seite 27

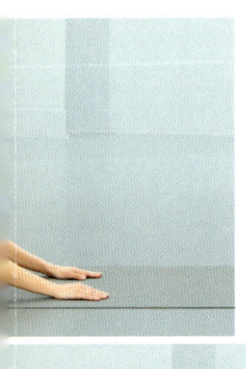

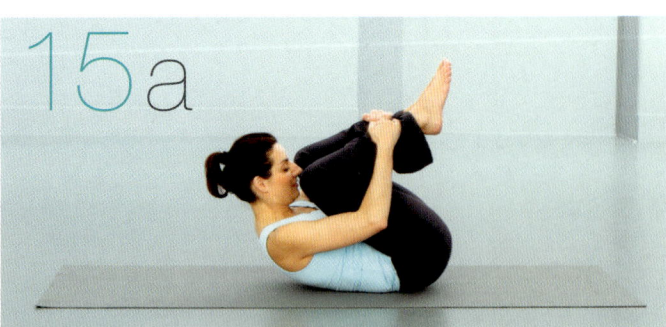

15a

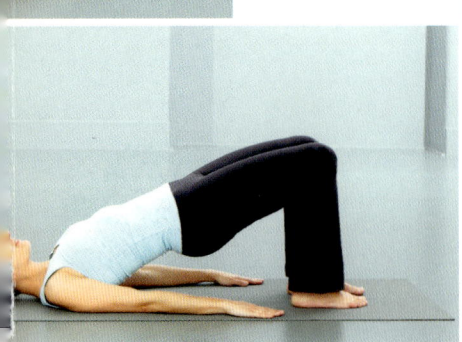

▲ **Rolling Like a Ball**, Seite 33

15b

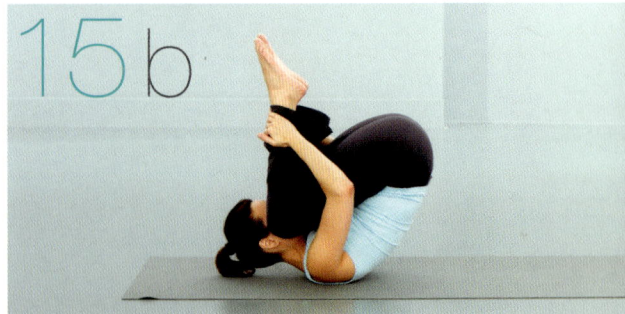

▲ **Rolling Like a Ball**, Seite 33

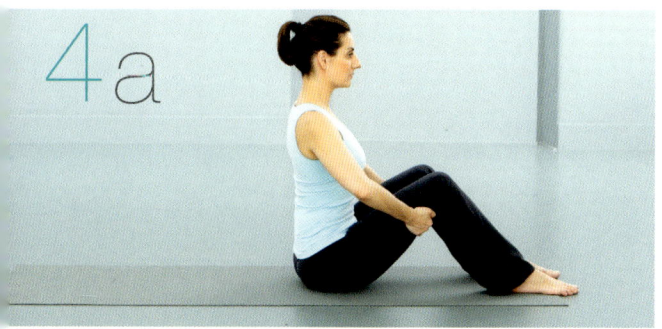

▲ **Roll Down**,
Seite 25

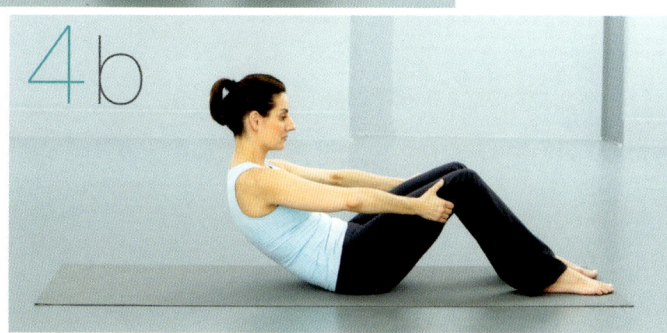

▲ **Roll Down**, Seite 25

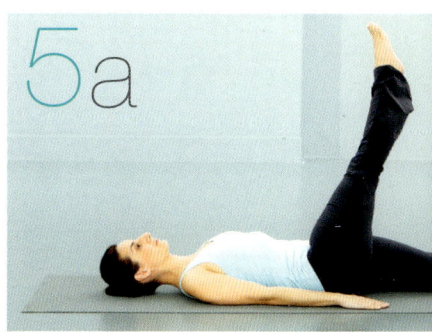

▲ **Single Leg
Circles**,
Seite 26

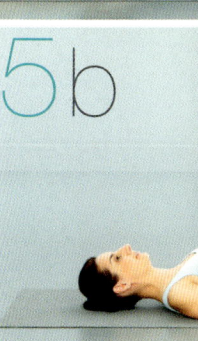

▲ **Single Leg Circl**

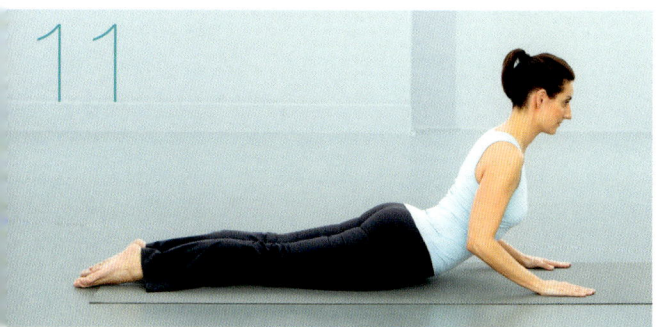

▲ **Swan**,
Seite 31

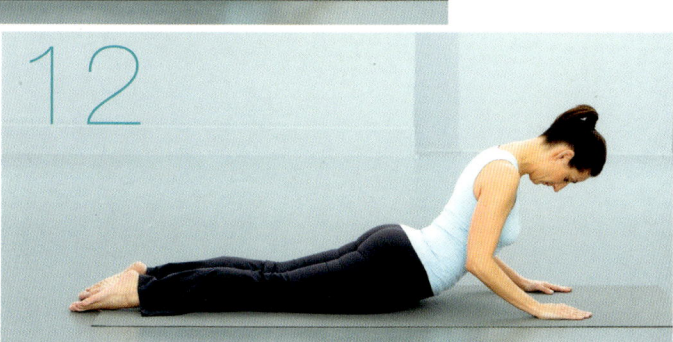

▲ **Neck Roll**, Seite 31

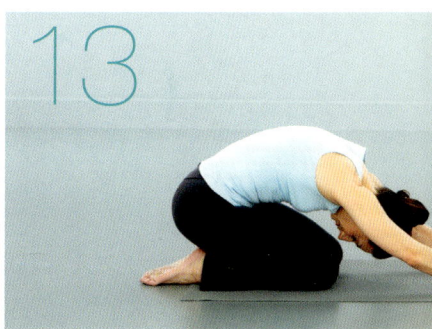

▲ **Rücken-
dehnung**,
Seite 32

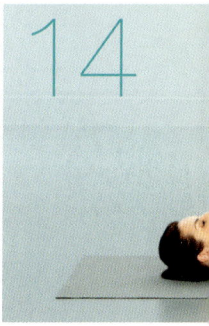

▲ **Pelvic Lift**, Seite

>> Tipps & Tricks

Das Wichtigste ist, dass Sie nicht lockerlassen. Wenn Sie erst einmal den Ablauf der Basis-Übungen verinnerlicht haben, werden Ihnen 15 Minuten für eine Übungseinheit völlig ausreichen. Lernen Sie die Namen der Pilates-Übungen in der hier vorgestellten Reihenfolge auswendig.

>> Checkliste

Prüfen Sie immer wieder, ob Sie in Ihren Bewegungen an die sechs Prinzipien gedacht haben. Der Ablauf jeder Bewegung ist weniger wichtig als die Qualität der einzelnen Bewegung.

• Sind die Übergänge von einer Übung zur nächsten fließend, bewegen Sie sich dabei so wenig wie möglich?

• Gelingt es Ihnen, wenn Sie den Nabel einziehen, im Bauch eine Kuhle entstehen zu lassen, statt den Bauch zu weiten?

• Können Sie sich allein mit der Kraft der Bauchmuskeln aufrichten, ohne von außen zu schieben?

• Gelingt es Ihnen, bei **The Hundred** den Oberkörper fest auf einer Höhe zu halten, ohne dabei mit dem Körper zu wackeln?

• Bei den **Single Leg Circles** muss die Hüfte ganz ruhig bleiben. Gelingt Ihnen das?

• Können Sie bei der **Vorbereitung zum Rollen** nur den Beckenboden bewegen und den restlichen Rumpf ruhig halten?

• Beim **Spine Stretch Forward** sollte es sich so anfühlen, als ob Ihr Körper an einer Wand festklebt und der Oberkörper sich von dieser Wand lösen würde. Haben Sie das gefühlt?

• Der **Pelvic Lift** ist die Variante einer Pilates-Geräteübung, die man *The Breathing* nennt. Gelingt es Ihnen, jeden einzelnen Wirbel zu spüren, wenn Sie den Rücken wieder absenken?

• Bei **Rolling Like a Ball** steht die Körperbeherrschung im Zentrum. Können Sie bei der Übung immer die Balance halten?

15 Minuten

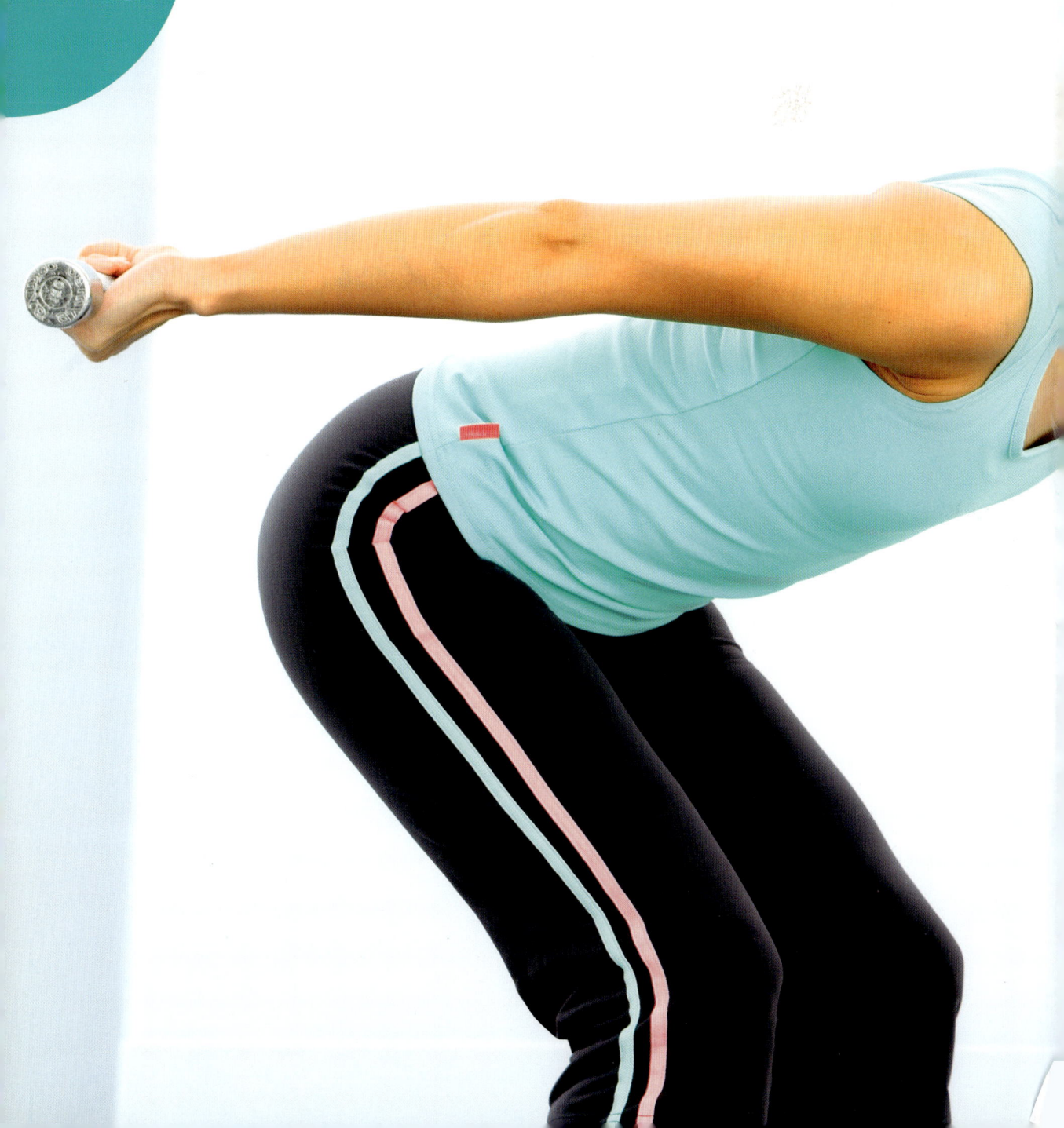

>> Tipps für Anfänger

Sie haben mehr davon, wenn Sie leichte Übungen perfekt ausführen, als wenn Sie sich an schwerere Übungen heranwagen, die Sie jedoch noch nicht beherrschen.

• Bei den **Single Leg Circles** kann das untere Knie auch gebeugt werden.

• Bei Übungen, die auf dem Bauch liegend ausgeführt werden, können Sie die Beine leicht öffnen, das nimmt den Druck vom unteren Rücken.

• Fassen Sie die Beine bei **Rolling Like a Ball** in den Kniekehlen statt an den Knöcheln.

>> Tipps für Fortgeschrittene

Stellen Sie sich neuen Herausforderungen nur schrittweise. Schließlich soll dieses Work-out Sie ein Leben lang begleiten.

• Halten Sie am Ende jeder Übung noch kurz die Spannung, und optimieren Sie Ihre Körperhaltung, das bringt die besten Resultate.

• Erhöhen Sie den Widerstand, indem Sie die Muskeln stärker anspannen; arbeiten Sie immer gegen die Schwerkraft.

• Variieren Sie das Tempo, und werden Sie bei den Übungsteilen, die besonders schwierig sind, langsamer. Nichts überstürzen!

• Bei den **Single-** und **Double-Leg-Stretch-Dehnungen** können Sie versuchen, die Beine noch tiefer zu bringen.

• Machen Sie Curls, statt sich über die Seite aufzurollen.

>> Tipps vom Trainer

Durch die Basis-Übungen können Sie Ihren Körper besser kennenlernen. Horchen Sie bei allen Übungen also in sich hinein.

• Fließende Übergänge sind wichtig. Wenn Sie zwischen den Übungen eine Pause machen, vergisst Ihr Körper, dass er trainiert werden soll.

• Zu jeder Bewegung gibt es eine Gegenbewegung. Wenn Sie Ihren Rumpf drehen, wird eine Seite gedehnt, die andere komprimiert. Achten Sie bei jeder Übung auf diese natürlich vorkommenden Gegensätze.

• Wenn Sie Curls machen, stellen Sie sich beim Aufrollen vier Punkte an Ihren Rippen und Hüften vor, und ziehen Sie diese zusammen, wobei der Nabel einzogen wird.

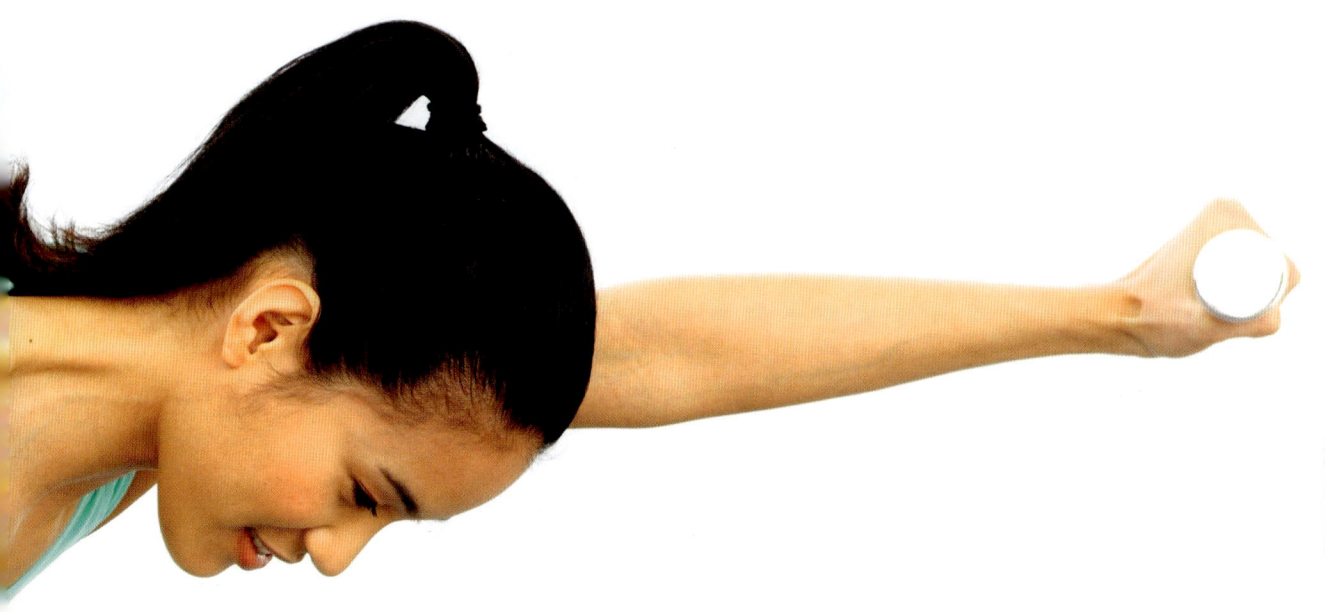

Übungen
im Stand >>

Zentrieren Sie sich,
aktivieren Sie Ihre Pilates-Box,
und üben Sie mit Hanteln.

>> **Übungen** im Stand

Diese Übungseinheit werden Sie im Stand und fast durchgängig mit Hanteln machen. Pilates beschränkt sich nämlich nicht allein auf Übungen, die auf der Matte ausgeführt werden. Trainieren Sie eine aufrechte Körperhaltung – nicht nur während des 15-Minuten-Programms, sondern auch im Alltag.

Wir beginnen im Stand, in der Pilates-Grundhaltung, mit einer Reihe von Übungen für die Arme und den Oberkörper. Dann folgen Übungen in der Vorbeuge mit geradem Rücken: Sie trainieren Ihre Koordination, Ihre Körperausrichtung und das Kraftzentrum. Es geht weiter mit Übungen, für die Sie Gleichgewicht brauchen. Die Übungseinheit endet mit leicht abgewandelten Pilates-Liegestützen und mit einer Atemübung, der Windmühle.

Anfang und Ende

Beginnen Sie mit der Pilates-Grundhaltung. Die Oberschenkelrückseiten (s. S. 13) und die Pomuskeln sind fest angespannt. Bei den Pilates-Übungen im Stand ist der Körper leicht nach vorne gebeugt, als ob man sich gegen den Wind stemmen würde. Dazu verlagern Sie Ihr Gewicht über die Fußballen leicht nach vorn. Diese Haltung gilt für alle Pilates-Übungen im Stand.

   Zum Schluss kommt eine Atemübung. Pilates hatte seinerzeit ein Gerät entwickelt, mit dem man die Atmung während der Übungen kontrollieren konnte. Heute macht man die Übung ohne das Gerät. Es ist aber wichtig, dass Sie all Ihre Luft aus der Lunge ausatmen, bevor Sie wieder einatmen.

Übergänge

Der geschmeidige Übergang von einer Übung zur nächsten setzt voraus, dass Ihr Rumpf stabil bleibt und Sie Ihre Arme fließend bewegen. Wenn Sie die Übungen in der Vorbeuge machen und hochkommen, rollen Sie vom tiefsten Punkt, an dem Sie

> ## >> **Der Schlüssel** zum Erfolg
>
> - **Betonen Sie bei der Seitbeuge** die Gegenbewegung. Wenn Sie sich weit nach oben strecken, muss der andere Teil Ihres Körpers fest im Boden verankert sein.
>
> - **Liegestützen** sind ein perfektes Rückentraining. Wenn Sie sich in der Planke befinden, sollte Ihre Wirbelsäule von der Hüfte bis zum Scheitel eine Linie bilden.
>
> - **Bei den Baby Circles** unbedingt darauf achten, stabil zu sein. Erliegen Sie nicht der Versuchung, während dieser Übung zu wackeln oder den Rumpf zu bewegen!

sich gedehnt haben, Wirbel für Wirbel auf, als wäre Ihr Körper oberhalb der Beine weiches Wachs. Gewichtsverlagerungen sind typisch für diese Übungseinheit. Achten Sie dabei immer darauf, dass das Gewicht über den Fußballen bleibt. Lehnen Sie sich nicht zurück über die Fersen oder zu weit vor über die Zehen. Wie alle Pilates-Bewegungen sind auch diese Übergänge genau durchdacht und sollen präzise ausgeführt werden.

Zunächst scheint es, als ob die Übungen im Stand nur den Oberkörper trainieren. Bald werden Sie merken, dass jede Pilates-Übung den gesamten Körper beansprucht.

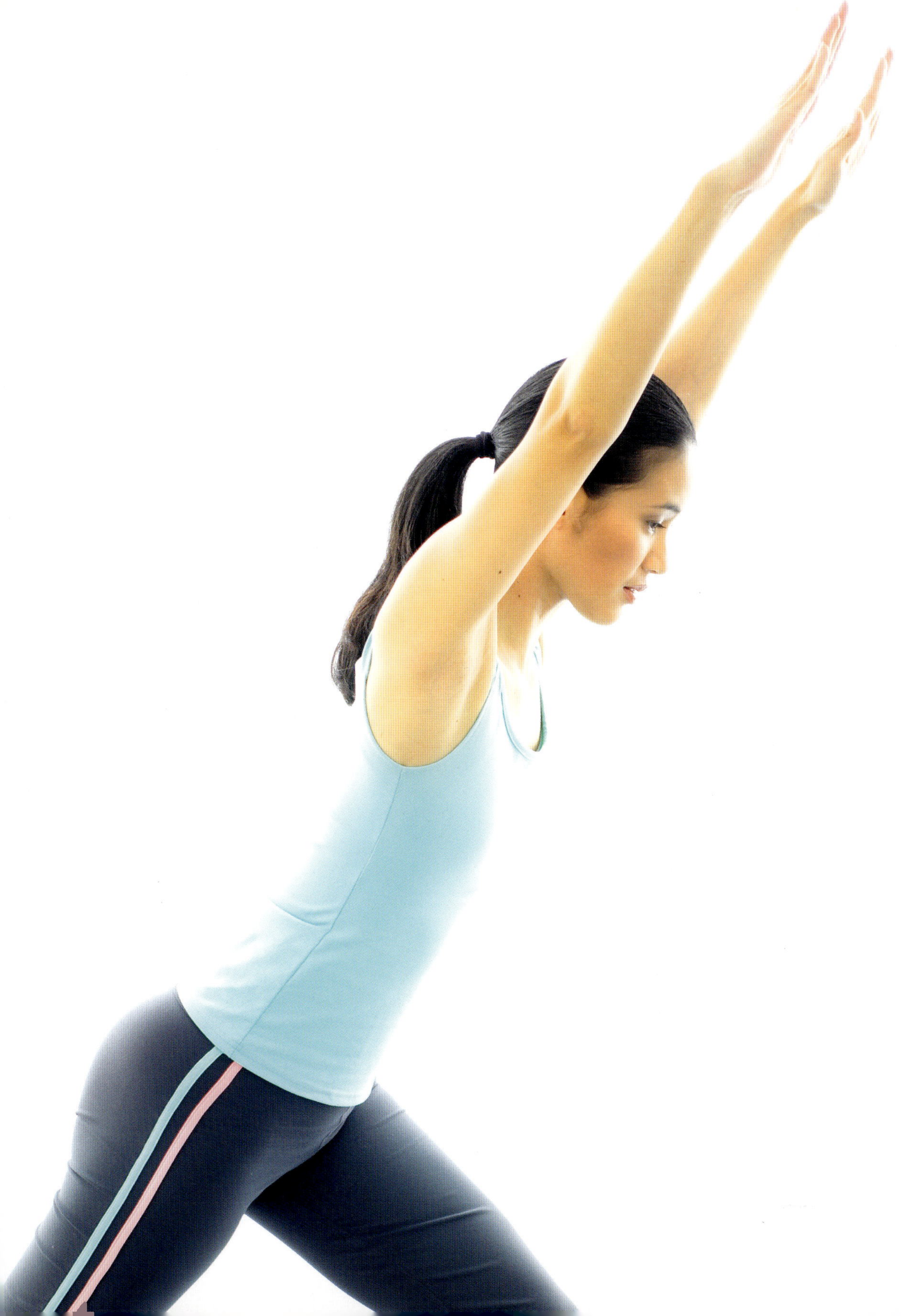

>> Front Curls

1a In der Pilates-Grundhaltung (s. S. 17) halten Sie in jeder Hand ein Gewicht. Die Fersen sind zusammen, die Fußspitzen auseinander. Spannen Sie Ihren Po an, ziehen Sie die Taille nach innen und oben. Heben Sie die Arme nach vorne auf Schulterhöhe, die Handflächen zeigen nach oben. Die Ellbogen sind lang, aber nicht überstreckt.

1b Nun die Arme 90 Grad nach oben anwinkeln, dabei an den Widerstand denken (s. S. 17). Dann mit dem gleichen Widerstand die Arme wieder nach vorne ausstrecken. Fünfmal wiederholen, beim Ausstrecken einatmen, beim Beugen ausatmen. Nach der letzten Wiederholung die Arme langsam senken. Machen Sie sechs Wiederholungen.

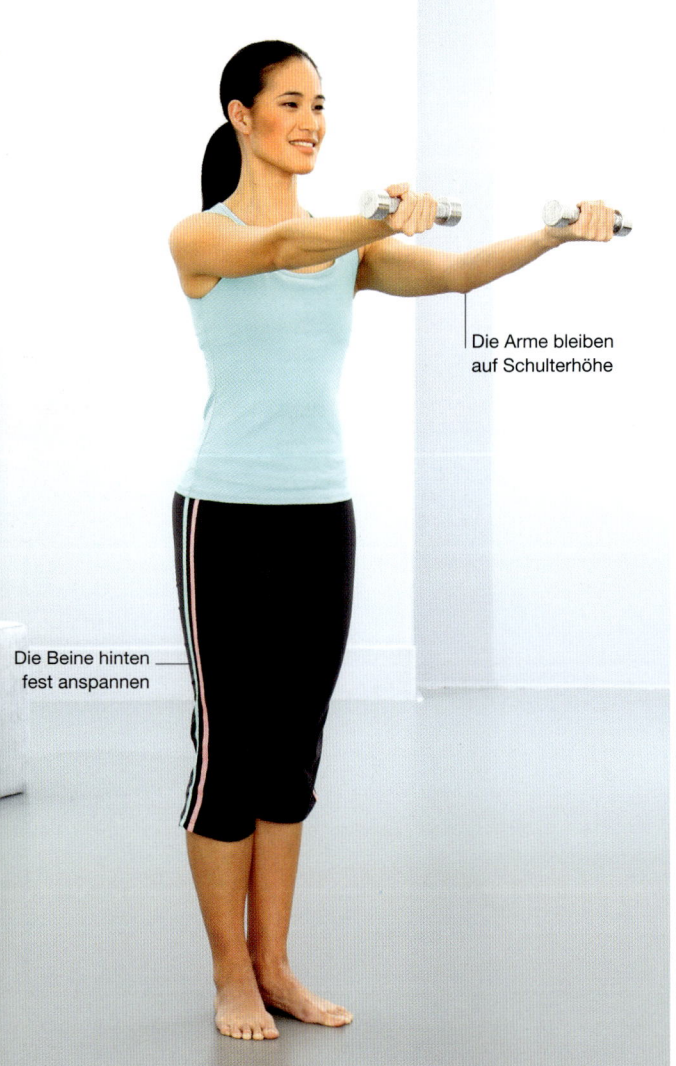

Die Arme bleiben auf Schulterhöhe

Die Beine hinten fest anspannen

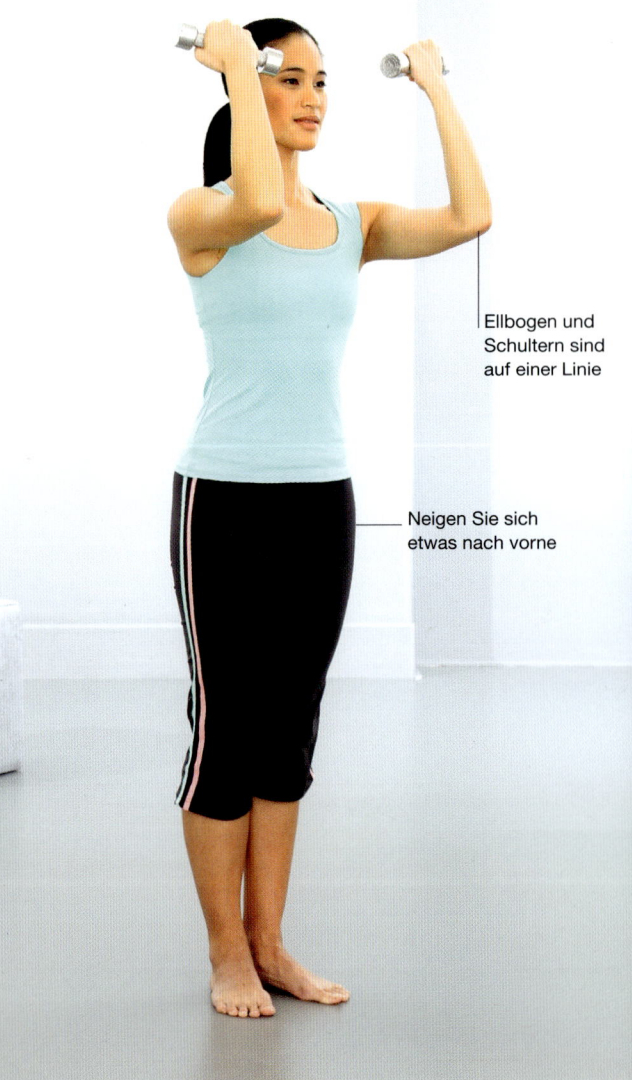

Ellbogen und Schultern sind auf einer Linie

Neigen Sie sich etwas nach vorne

>> Side Curls

2a Heben Sie nun die Arme seitlich an, bis sie genau auf Schulterhöhe sind. Achten Sie darauf, dass Ihre Wirbelsäule lang und Ihr Powerhouse aktiviert ist. Denken Sie an Ihre Pilates-Haltung, nicht nachlassen. Spannen Sie die Pomuskeln an, dadurch arbeitet Ihr Unterkörper mit.

2b Nun mit Widerstand die Arme anwinkeln; beim Öffnen noch mehr Widerstand bringen. Achten Sie darauf, dass die Ellbogen nicht absinken, während Sie die Arme beugen und strecken. Fünf Wiederholungen. Beim Ausstrecken einatmen, beim Beugen ausatmen. Nach der letzten Wiederholung die Arme neben den Körper sinken lassen.

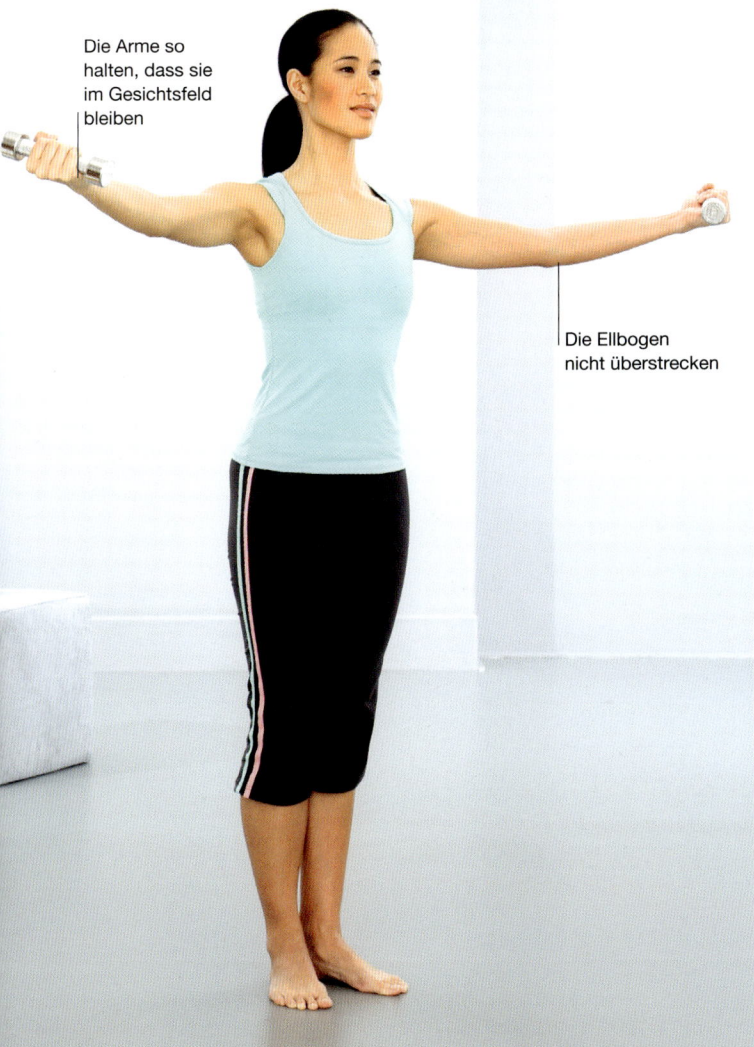

Die Arme so halten, dass sie im Gesichtsfeld bleiben

Die Ellbogen nicht überstrecken

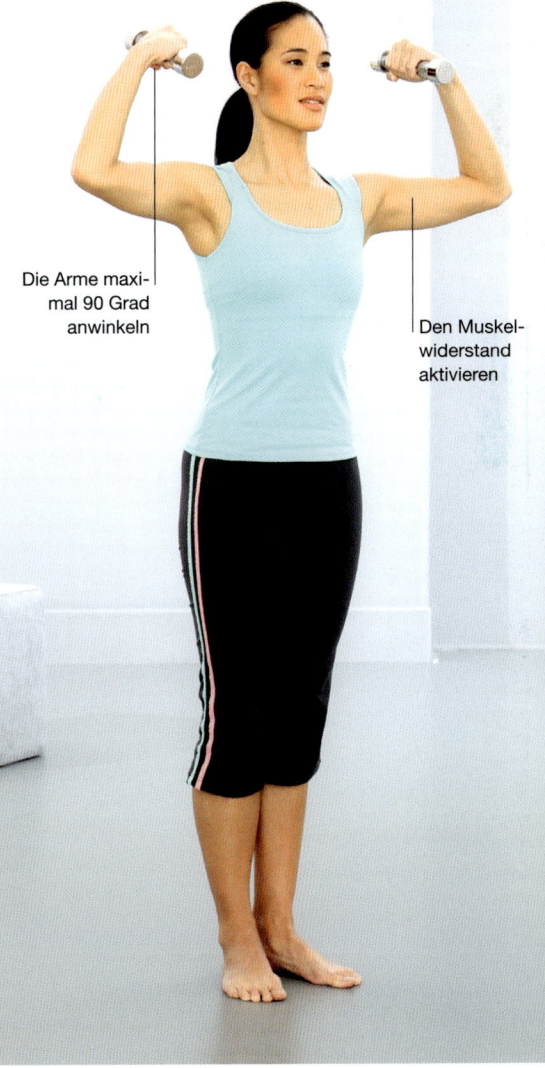

Die Arme maximal 90 Grad anwinkeln

Den Muskelwiderstand aktivieren

>> Zip Ups

3a Drehen Sie nun Ihre Arme nach innen ein, sodass die Knöchel zueinanderzeigen. Die Hanteln halten Sie in den Händen. Ziehen Sie den Nabel ein, spannen Sie die Beine hinten an, und verlagern Sie Ihr Gewicht ein klein wenig nach vorne. Die Fußsohlen bleiben dabei flach am Boden. Zur Vorbereitung einatmen.

3b Ausatmen, die Ellbogen weit öffnen und dabei die Hanteln bis unter das Kinn heben. Der Hals bleibt lang, die Schultern sind entspannt. Senken Sie die Hanteln, als ob Sie etwas Schweres wegschieben wollten, nach unten, wie bei einem Reißverschluss. Fünfmal wiederholen. Beim »Zuziehen« einatmen, beim »Aufziehen« ausatmen.

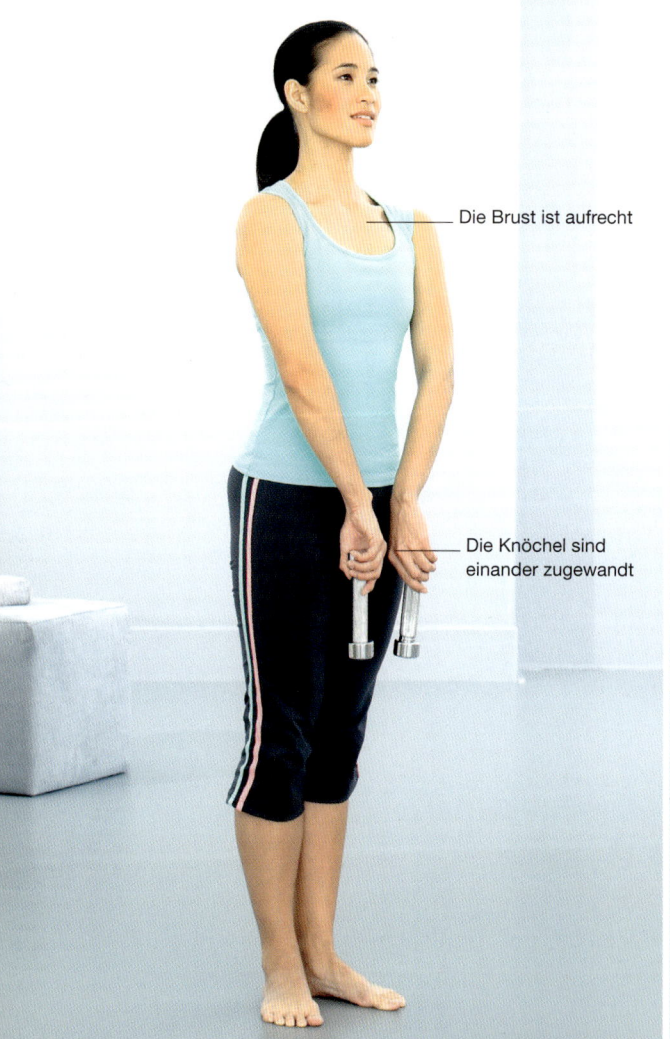

Die Brust ist aufrecht

Die Knöchel sind einander zugewandt

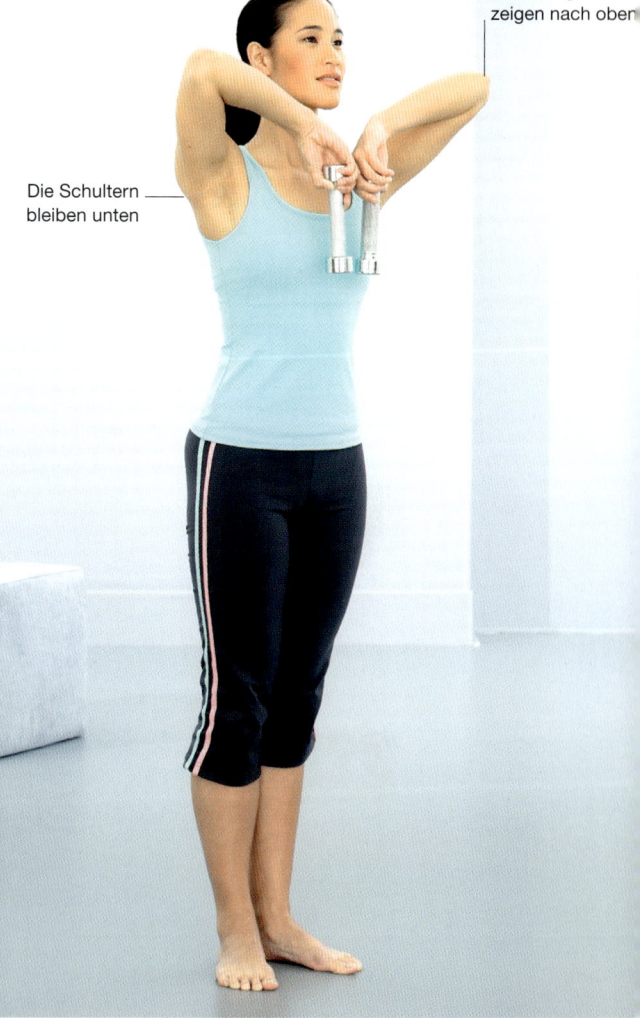

Die Ellbogen zeigen nach oben

Die Schultern bleiben unten

>> **Salutes**

4a Führen Sie nun beide Hanteln so über den Kopf, dass sie hinten am Genick liegen. Senken Sie Ihr Kinn ein klein wenig, und achten Sie darauf, dass die Ellbogen weit geöffnet bleiben. Die Füße sind in der Pilates-Grundhaltung, die Beine fest zusammengepresst. Lehnen Sie sich leicht nach vorne, als würden Sie sich dem Wind entgegenstemmen.

4b Strecken Sie die Arme über den Kopf, ohne die Ellbogen zu überstrecken. Machen Sie Ihr Powerhouse (s. S. 17) ganz stark. Die Finger berühren sich. Nun die Arme mit Widerstand senken. Fünfmal wiederholen; beim Strecken ausatmen, beim Senken einatmen.

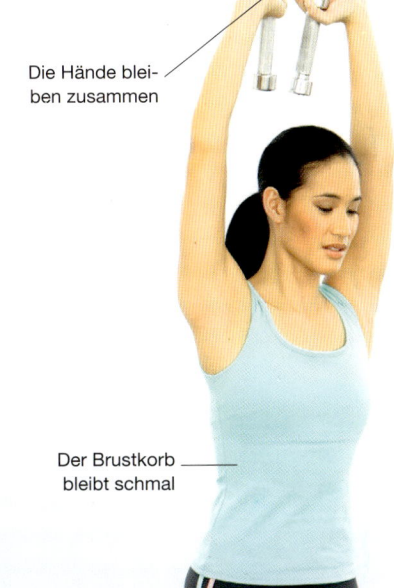

Die Hände bleiben zusammen

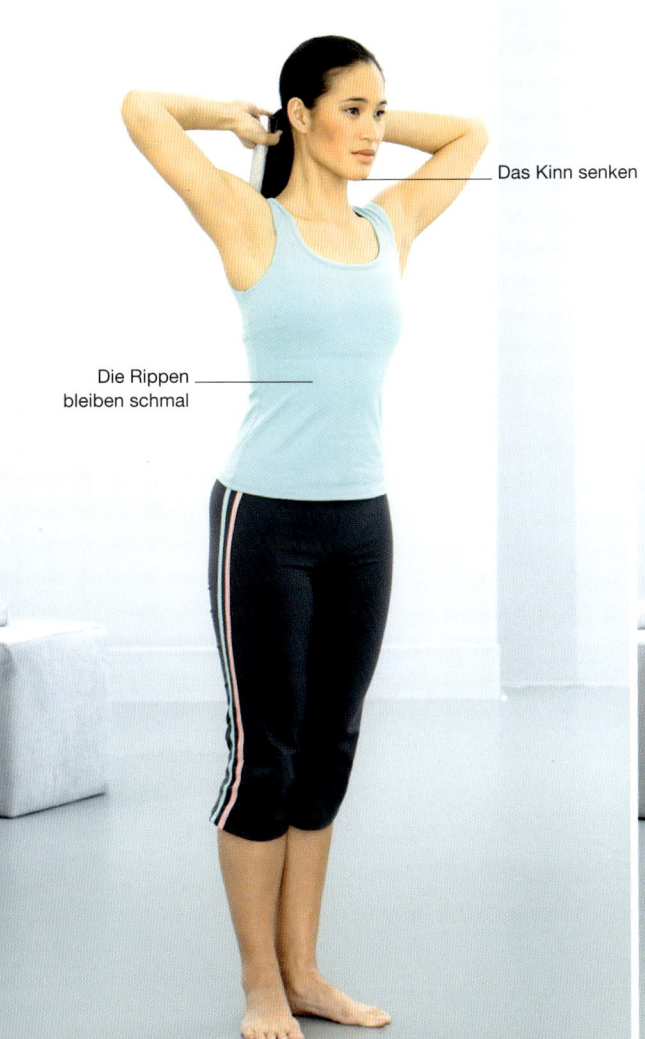

Das Kinn senken

Die Rippen bleiben schmal

Der Brustkorb bleibt schmal

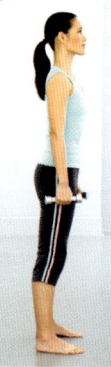

>> Boxing

5a Sie stehen, die Füße parallel und hüftbreit auseinander, mit Hanteln in jeder Hand. In die Knie gehen und mit langem, geradem Rücken nach vorne beugen. Die Arme anwinkeln, die Ellbogen sind eng am Körper. Spannen Sie die Bauchmuskeln an, ohne dabei Ihre Haltung zu verändern. Einatmen.

5b Beim Ausatmen den rechten Arm nach vorne ausstrecken und den linken nach hinten, wie beim Boxen. Beim Einatmen die Arme wieder beugen. Machen Sie drei Wiederholungen auf beiden Seiten, und vergessen Sie den inneren Widerstand nicht. Machen Sie insgesamt sechs Wiederholungen. Zum Schluss den Oberkörper über die Beine vorbeugen und dann langsam in den Stand aufrollen.

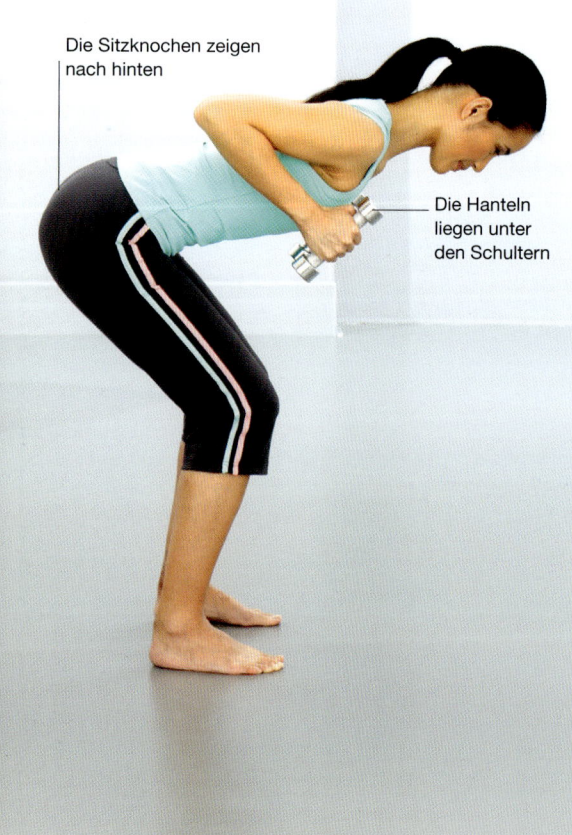

Die Sitzknochen zeigen nach hinten

Die Hanteln liegen unter den Schultern

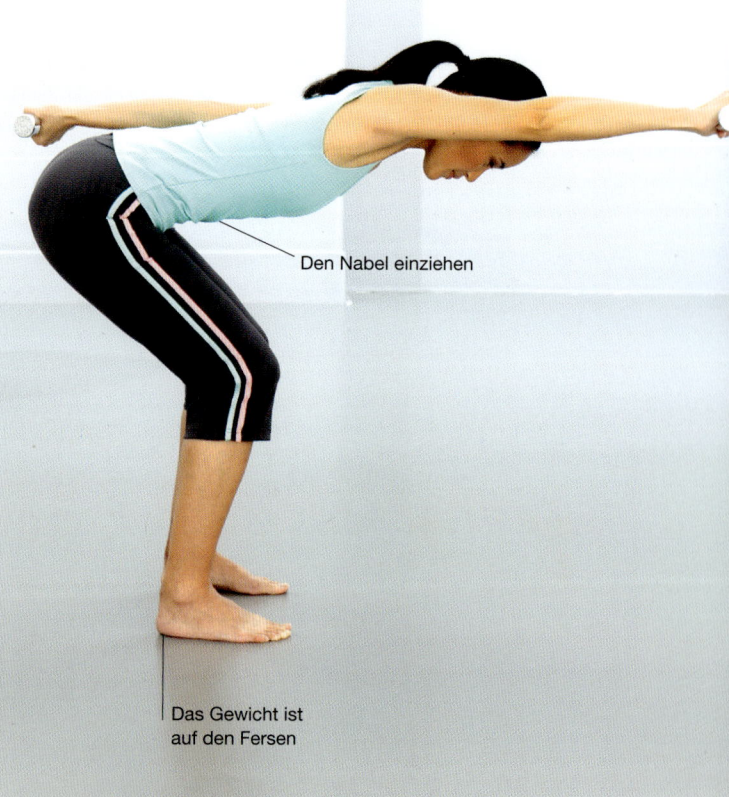

Den Nabel einziehen

Das Gewicht ist auf den Fersen

>> **The Bug**

6a Stehen Sie zunächst gerade, die Füße parallel, eine Hantel in jeder Hand. Beugen Sie nun die Knie, und kommen Sie mit langem, geradem Rücken nach vorne. Die Arme bilden direkt unter Ihnen einen Kreis, die Fäuste stoßen aneinander. Spannen Sie Ihr Powerhouse an, und atmen Sie ein.

6b Ausatmen und die Arme zur Seite heben. Rumpf und Beine bleiben dabei ganz fest. Einatmen und die Arme ganz fest zusammenpressen. Machen Sie die Übung noch zweimal, und ändern Sie dann die Atmung. Jetzt vorbereitend ausatmen und die Übung noch dreimal wiederholen. Schließlich wieder über die Beine beugen und die Wirbelsäule entspannen.

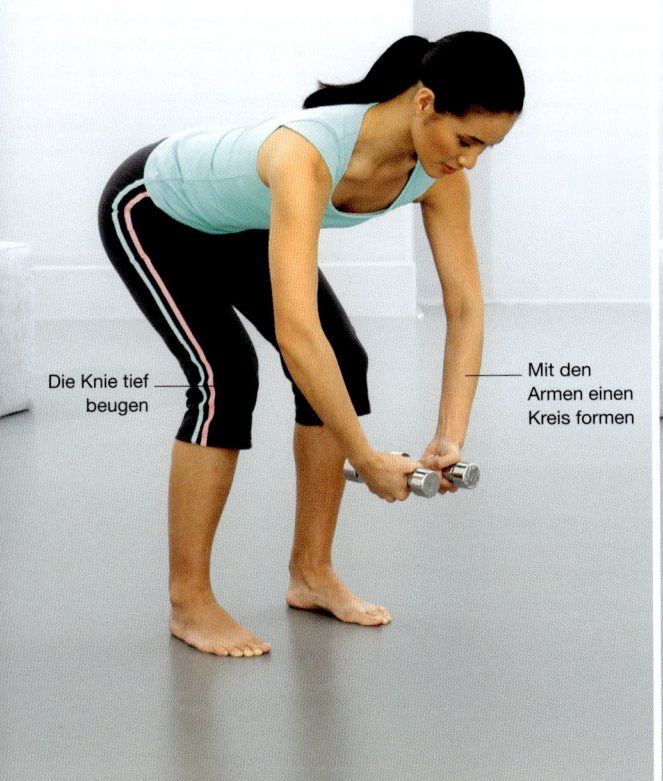

Die Knie tief beugen

Mit den Armen einen Kreis formen

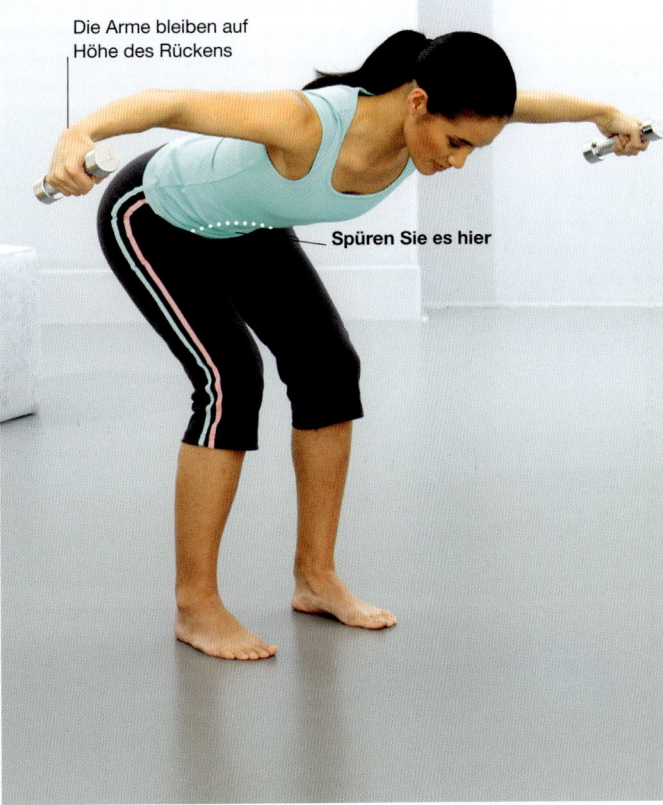

Die Arme bleiben auf Höhe des Rückens

Spüren Sie es hier

>> **Trizepsstraffung**

7a Stellen Sie sich gerade hin, die Füße parallel, in jeder Hand eine Hantel. Beugen Sie sich aus der Hüfte heraus vor, die Arme neben dem Körper anwinkeln, die Ellbogen sind etwas höher als der Rücken. Bauchmuskeln anspannen und vorbereitend einatmen.

7b Ausatmen und beide Arme nach hinten ausstrecken, dabei das Powerhouse fest anspannen. Langsam und kontrolliert zurückkommen, als würden Sie etwas zu sich hinschieben. Noch fünfmal wiederholen. Wieder über die Beine beugen und dann erst Wirbel für Wirbel aufrollen.

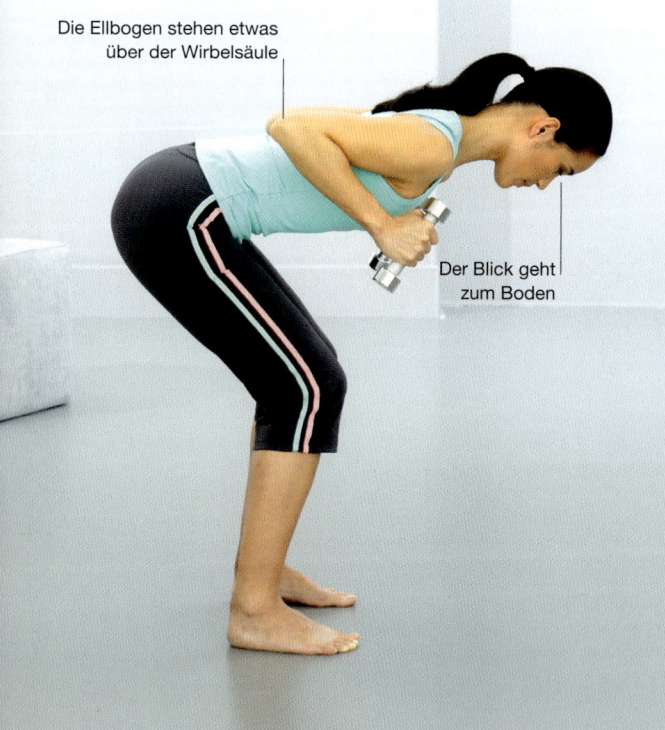

Die Ellbogen stehen etwas über der Wirbelsäule

Der Blick geht zum Boden

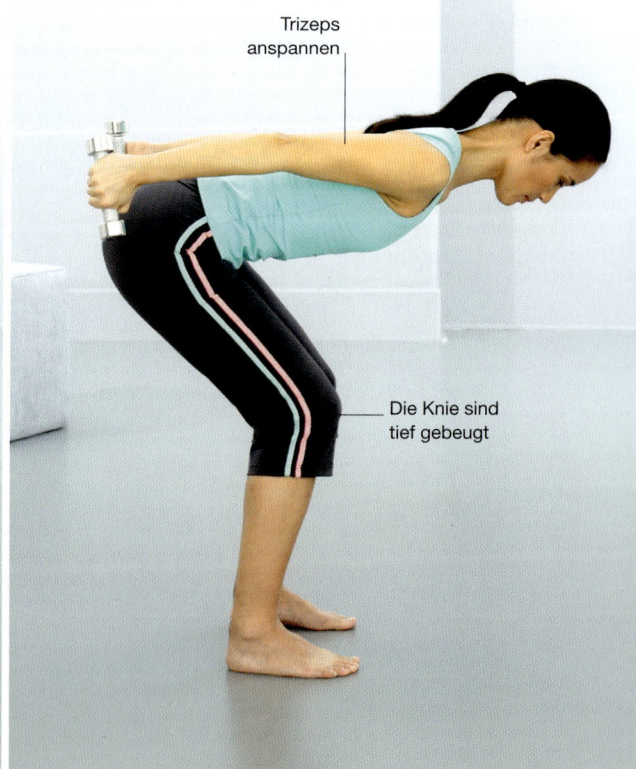

Trizeps anspannen

Die Knie sind tief gebeugt

>> **Baby Circles**

8a Halten Sie in der Pilates-Grund-haltung (s. S. 17) die Hanteln vor Ihre Oberschenkel. Verlagern Sie Ihr Gewicht nach vorne, Richtung Zehen, dabei mit dem ganzen Körper etwas nach vorne lehnen und die Pomuskeln anspannen. Beschreiben Sie mit den Armen kleine Kreise, und heben Sie sie dabei gleichzeitig, bis sie über dem Kopf sind.

8b Jetzt in die andere Richtung kreisen, mit acht Schwüngen die Arme senken. Die gesamte Übung wiederholen. Der ganze Körper bleibt fest, nicht wackeln, wenn Sie mit den Armen Kreise beschreiben.

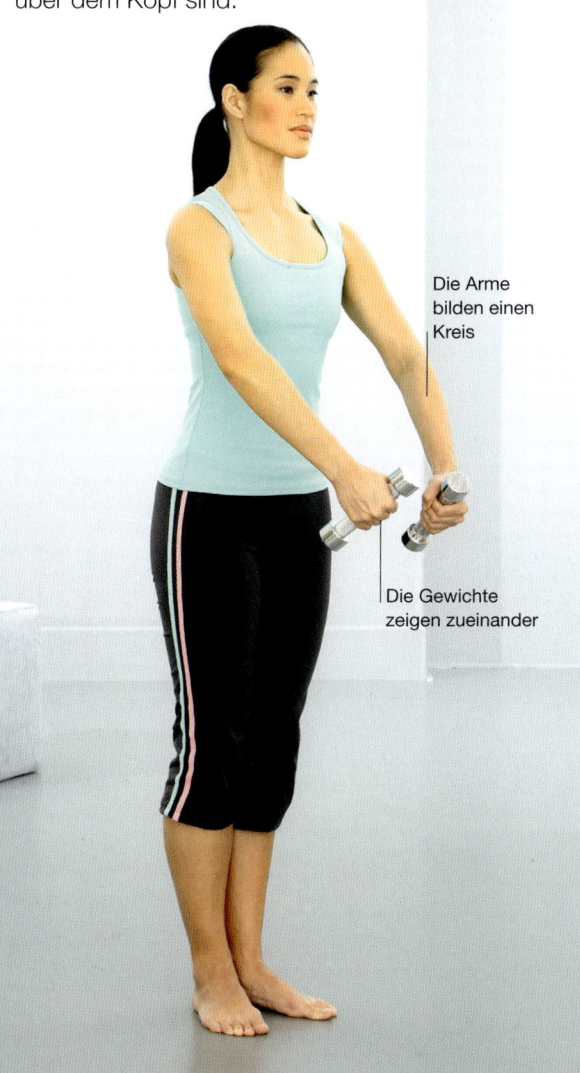

Die Arme bilden einen Kreis

Die Gewichte zeigen zueinander

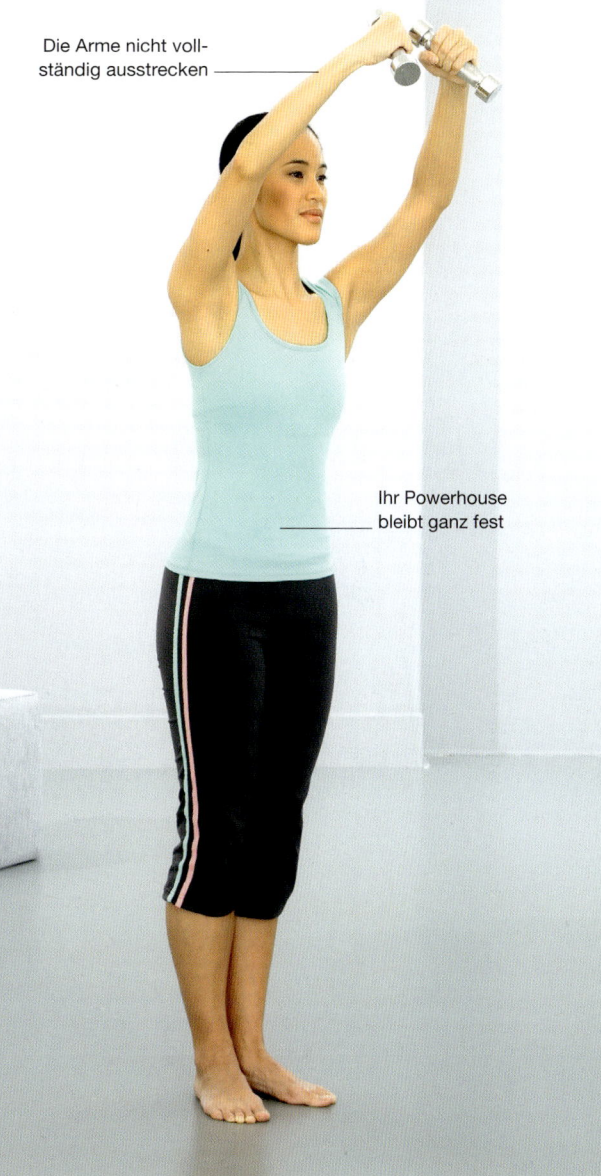

Die Arme nicht voll-ständig ausstrecken

Ihr Powerhouse bleibt ganz fest

>> Ausfallschritte

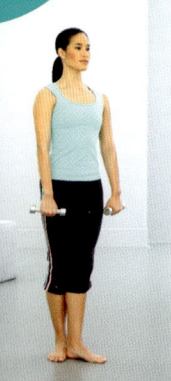

9a Mit den Hanteln in den Händen stehen Sie gerade, die Füße bilden ein »Y« (siehe kleines Foto). Drehen Sie Ihren Rumpf nach links; die Hanteln liegen vor den Oberschenkeln. Die hinteren Oberschenkelmuskeln anspannen, die Taille schmal machen und hochziehen. Jetzt wie beim Fechten mit links einen Ausfallschritt machen, die Arme dabei schnell heben.

9b Das Gewicht wieder auf das Standbein verlagern, dann den linken Fuß über den Boden zum rechten Fuß zurückschleifen und dabei die Arme senken. Noch dreimal wiederholen, dann die Seite wechseln.

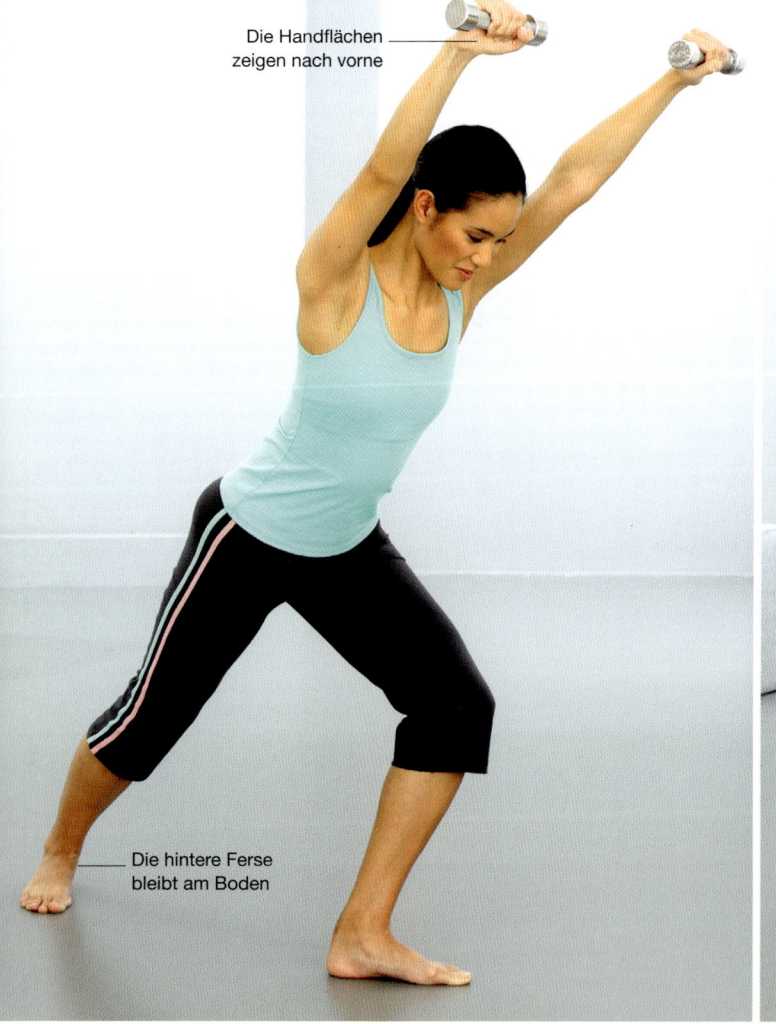

Die Handflächen zeigen nach vorne

Die hintere Ferse bleibt am Boden

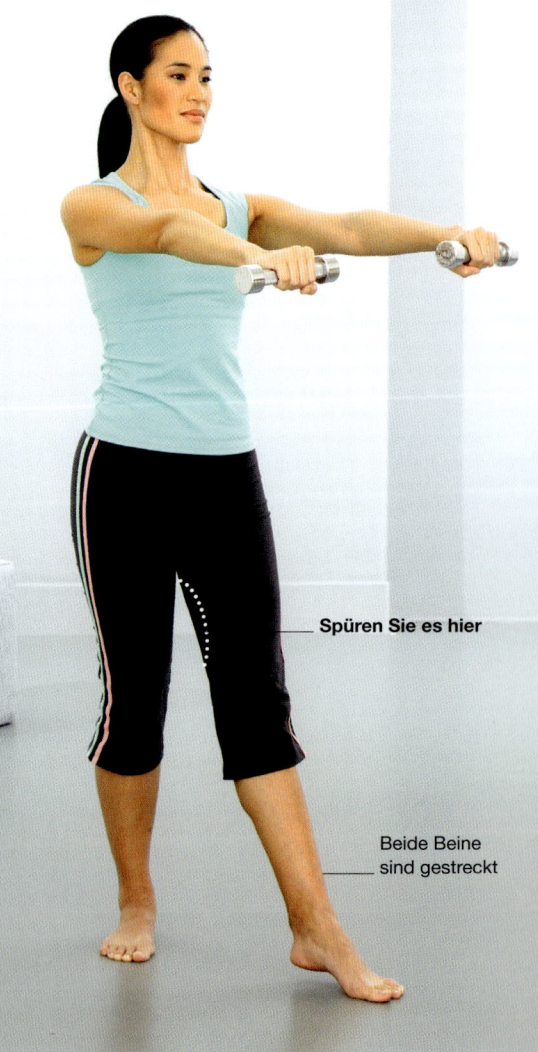

Spüren Sie es hier

Beide Beine sind gestreckt

>> **Seitbeugen**

10a Strecken Sie in die Pilates-Grundhaltung den rechten Arm so nach oben zur Decke, dass er seitlich des Kopfes anliegt. Einatmen und noch höher strecken, dann nach links oben ziehen.

10b Dehnen Sie sich nach schräg oben, strecken Sie sich immer weiter. Der andere Arm hängt ganz locker neben dem Körper. Zur Mitte zurückkommen, dabei Widerstand aufbauen. Den Arm senken und die Übung nach links wiederholen. Machen Sie noch jeweils zwei Durchgänge.

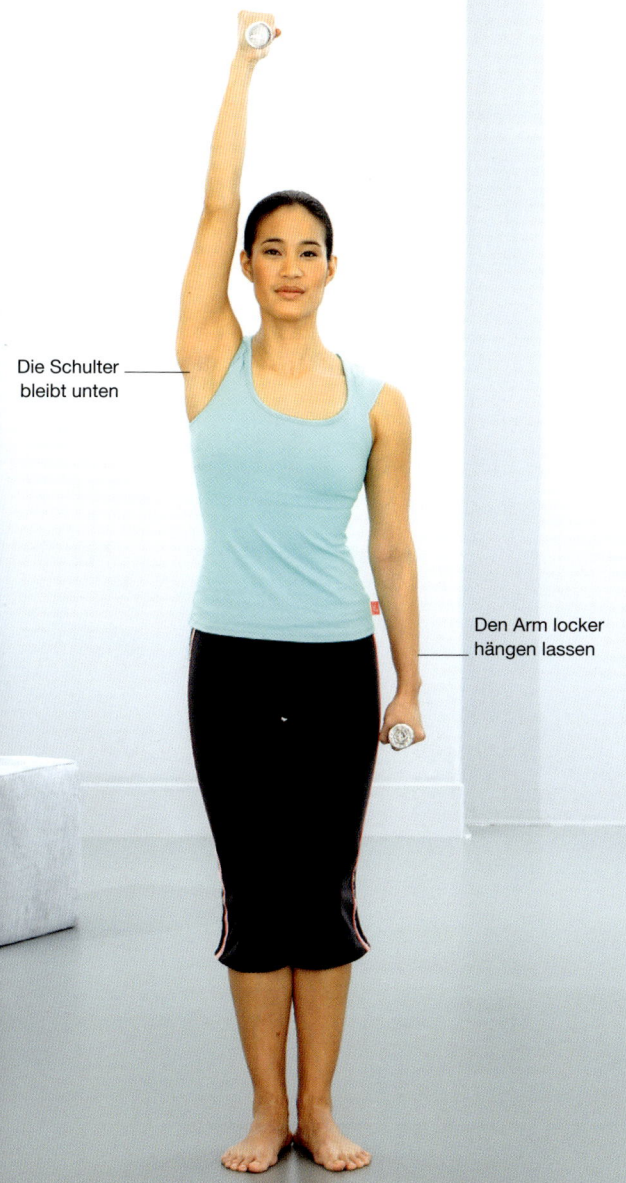

Weit nach oben strecken

Die Schulter bleibt unten

Spüren Sie es hier

Den Arm locker hängen lassen

Nicht in der Taille nachgeben

>> Liegestütz

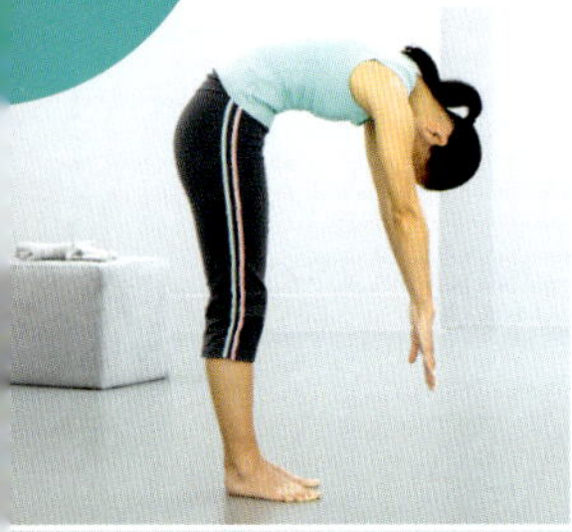

11a

In der Pilates-Grundhaltung die hinteren Beinmuskeln anspannen. Die Arme zur Decke strecken und einatmen, dann Beine nach unten »tauchen«, bis die Hände den Boden berühren. Den Nabel einziehen. Mit den Händen nach vorne wandern, bis Sie in der Liegestützposition (Planke) sind. Die Knie senken und so beugen, dass die Füße zur Decke zeigen.

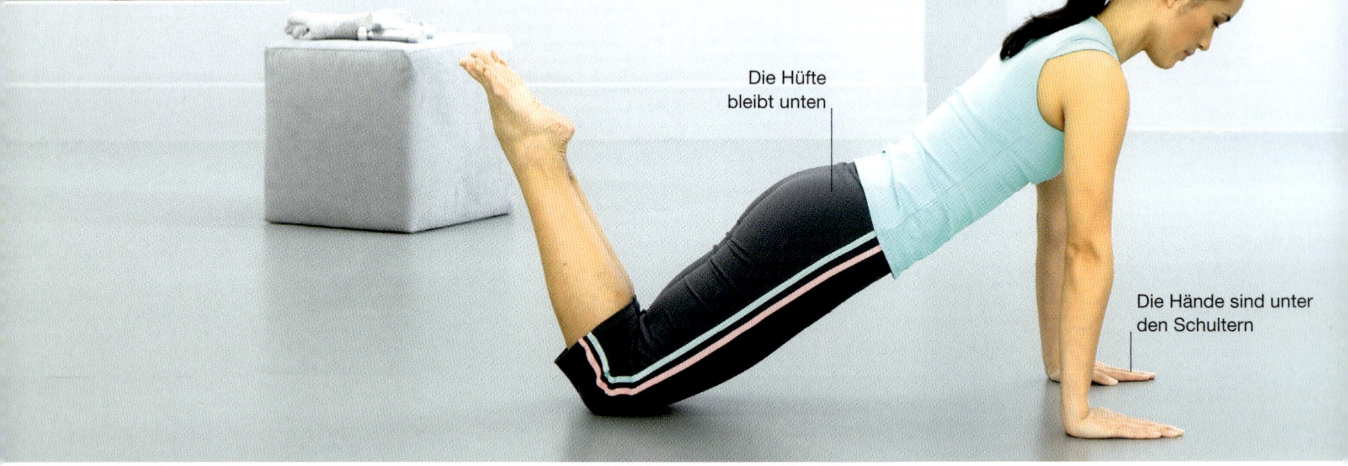

Die Hüfte bleibt unten

Die Hände sind unter den Schultern

11b

Die Ellbogen zur Seite öffnen und den Oberkörper senken und wieder heben: Drei Liegestütze machen. Dann die Beine ausstrecken, die Zehen aufstellen, die Hüfte heben und die Fersen in den Boden schieben, dehnen. Nun mit den Händen vorsichtig zu den Füßen wandern, noch einmal dehnen und dann in den Stand aufrollen. Noch einmal wiederholen.

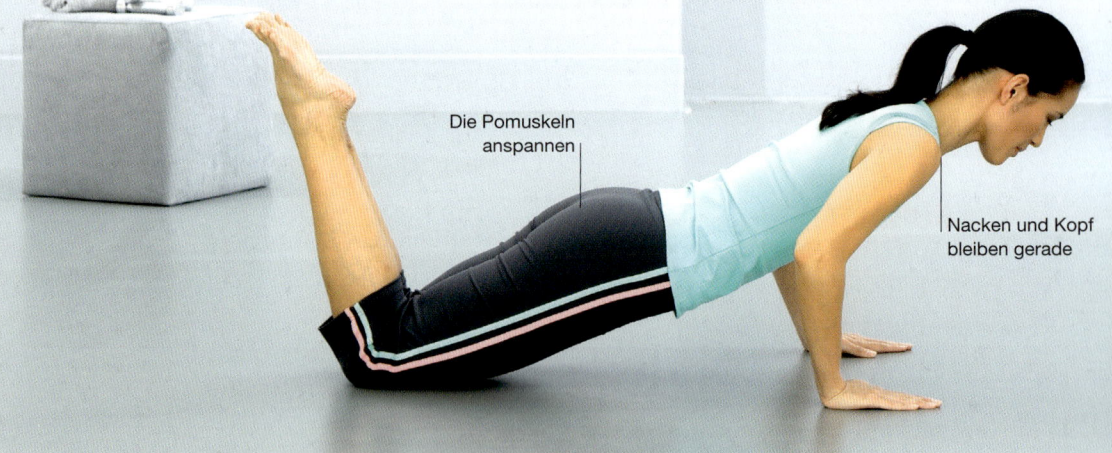

Die Pomuskeln anspannen

Nacken und Kopf bleiben gerade

>> **Windmill**

12a Stehen Sie gerade, und stellen Sie sich beim Einatmen vor, Ihre Wirbelsäule wäre ein Rad. Ausatmen und dann, mit dem Kopf beginnend, nach vorne abrollen. Versuchen Sie, das Gewicht etwas nach vorne zu verlagern und es dort zu halten. Weiter ausatmen und dabei die Wirbelsäule rund machen, abrollen.

12b Wenn Sie in der Vorbeuge sind und vollständig ausgeatmet haben, rollen Sie sich mit dem Einatmen langsam wieder auf. Zweimal wiederholen und jedes Mal das Ausatmen etwas länger ziehen. Dann die Schultern nach hinten unten ziehen, den Hals lang machen und auf die Grundhaltung konzentrieren.

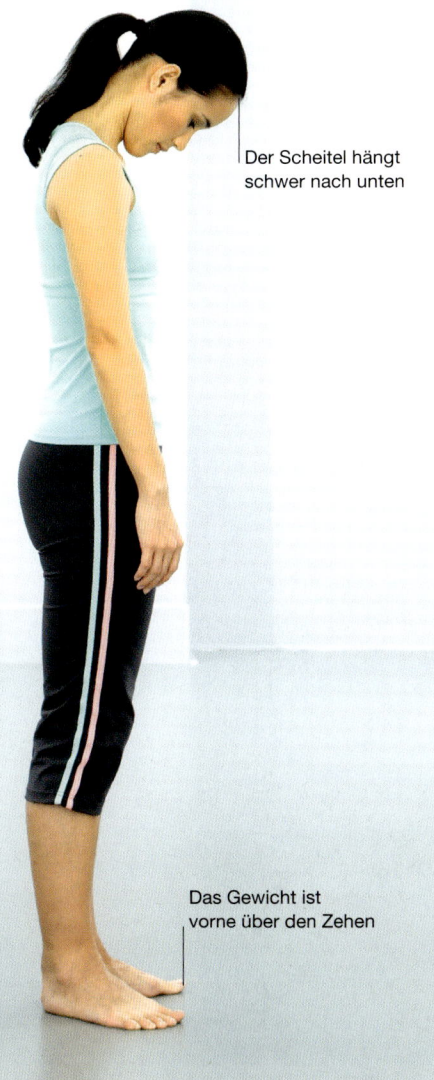

Der Scheitel hängt schwer nach unten

Das Gewicht ist vorne über den Zehen

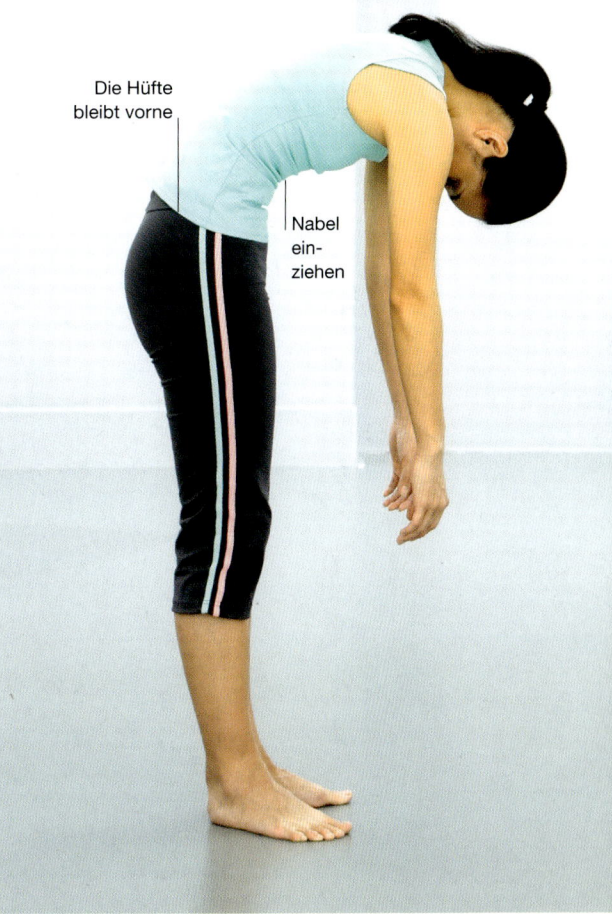

Die Hüfte bleibt vorne

Nabel einziehen

Übungen im Stand >>

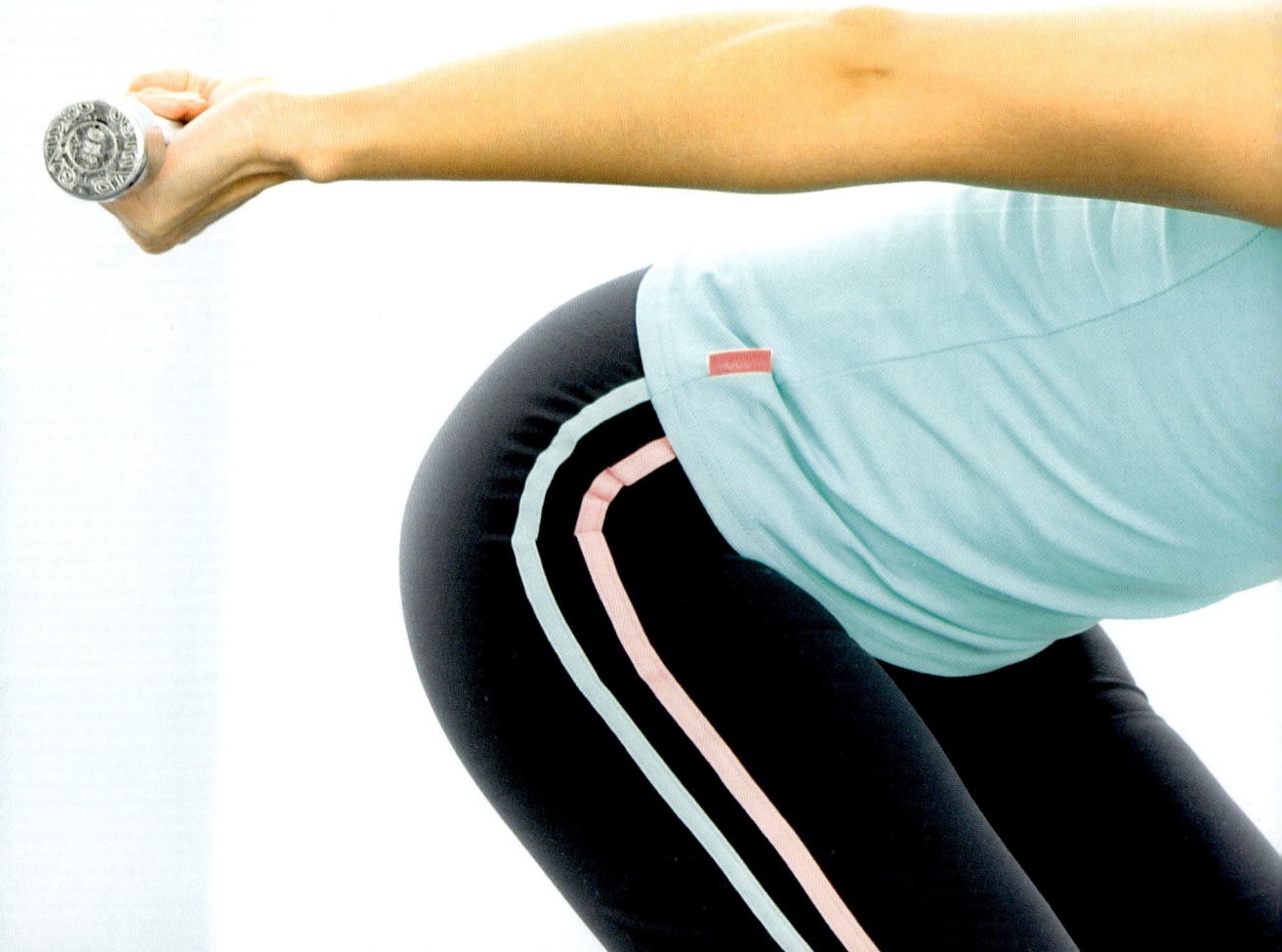

15 Minuten

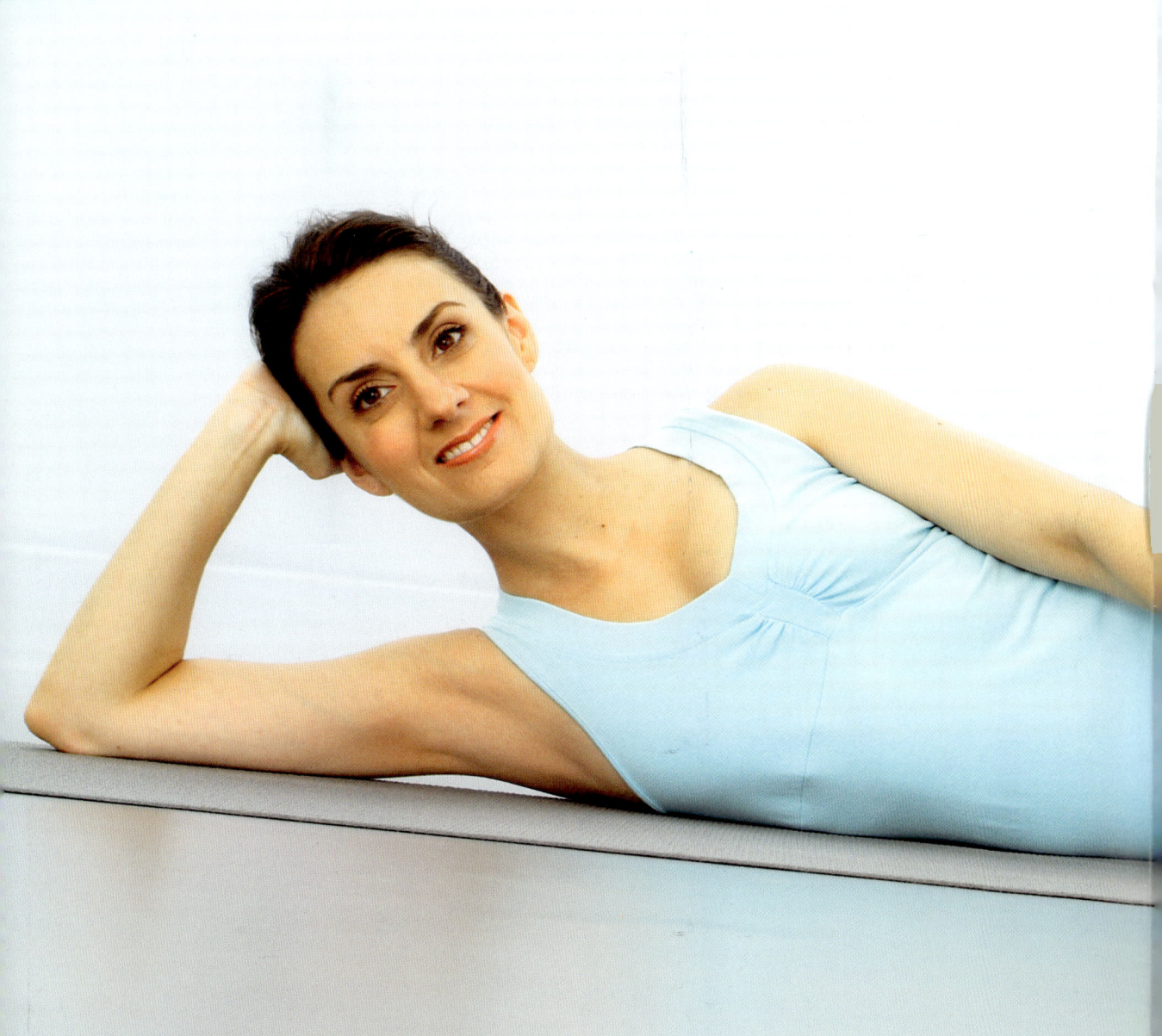

>> Tipps für Anfänger

Die Hanteln bringen Abwechslung in Ihr Trainingsprogramm. Achten Sie darauf, jede Übung vorsichtig und präzise auszuführen.

• Variieren Sie bei den Übungen mit den Hanteln den Winkel, dann fällt es leichter, bis zum Schluss durchzuhalten.

• Wenn Sie bei den Vorbeugen weniger tief in die Knie gehen, ist die Übung nicht so anstrengend.

• Um Überanstrengung zu vermeiden, können Sie leichtere Hanteln nehmen oder diese ganz weglassen.

>> Tipps für Fortgeschrittene

Die Übungen werden schwieriger, wenn Sie mehr Wiederholungen machen oder das Tempo verringern. Die größte Herausforderung ist es aber, bei jeder Übung auf alle Feinheiten zu achten.

• Lernen Sie, bei den **Baby Circles** den Rumpf ganz stillzuhalten, wie sehr sich die Arme auch bewegen mögen.

• Konzentrieren Sie sich bei den **Ausfallschritten** auf das Heranziehen der Füße, damit aktivieren Sie die inneren Oberschenkelmuskeln.

• Steigern Sie mit der Zeit das Gewicht der Hanteln um 0,5 – 1 Kilo. Nehmen Sie aber nie Hanteln, die schwerer sind als 2 Kilo.

>> Tipps vom Trainer

Feilen Sie an den Übergängen. Die Bewegungen, die Sie zwischen den Übungen machen, sind ebenso wichtig wie die eigentlichen Übungen.

• Achten Sie darauf, ruhig und konzentriert zu atmen. Immer vorbereitend einatmen und mit der Ausführung einer Bewegung ausatmen.

• Denken Sie an Ihre Gelenke. Es ist wichtig, niemals die Ellbogen oder Knie zu überstrecken oder zu verkrampfen. Denken Sie daran: Ihre Muskeln bewegen die Knochen, nicht andersherum.

• Wenn Sie mit Hanteln arbeiten, achten Sie darauf, dass Ihre Handgelenke gerade sind. Dadurch erreichen Sie, dass Ihre Unterarme stabil bleiben – wenn Sie die Handgelenke abknicken oder spreizen, haben Sie die Hanteln nicht fest im Griff.

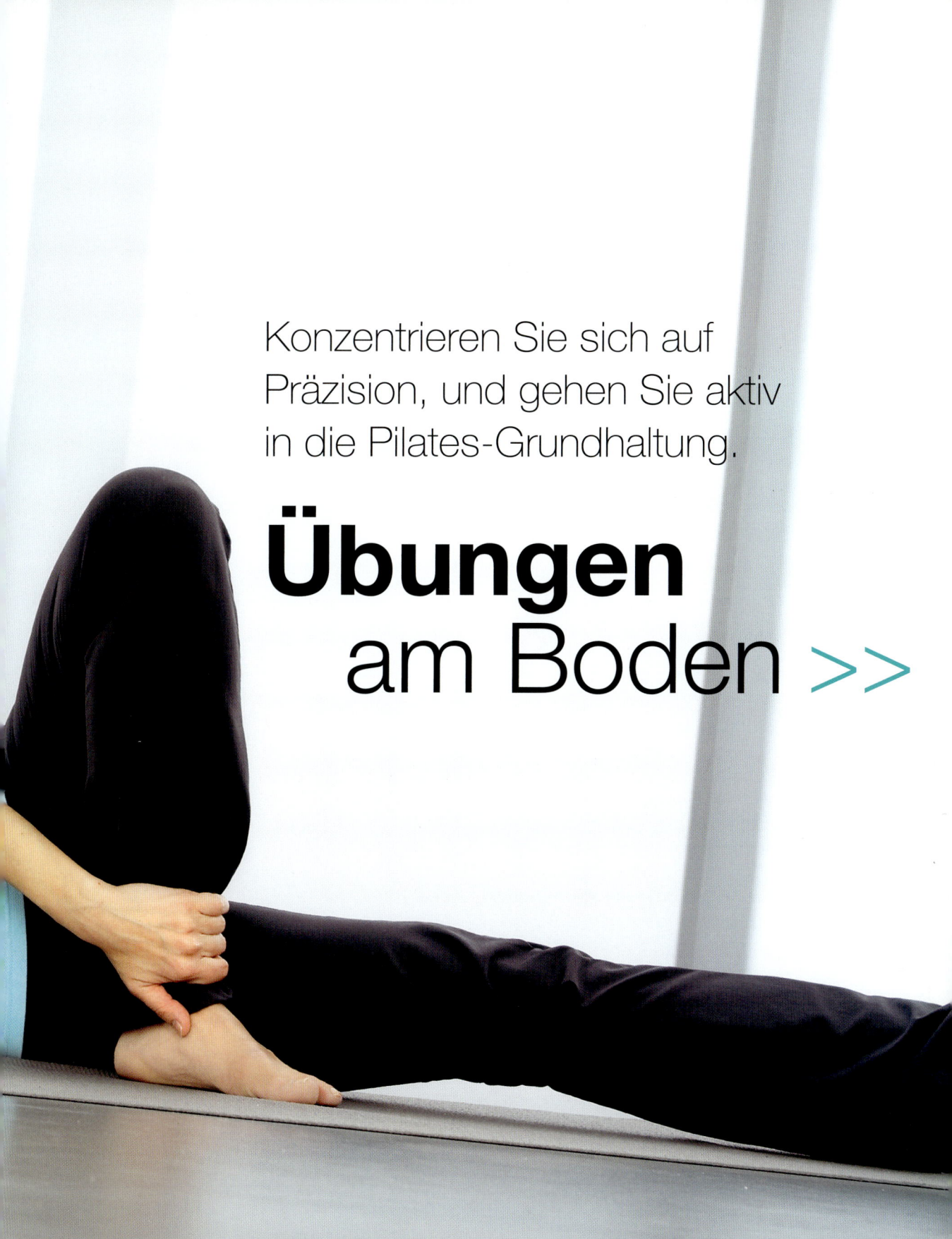

Konzentrieren Sie sich auf
Präzision, und gehen Sie aktiv
in die Pilates-Grundhaltung.

Übungen
am Boden >>

>> **Übungen** am Boden

Diese Übungseinheit beginnt wie üblich mit einer kurzen Vorbereitungsphase und endet mit einer Übung im Stand. Im Mittelpunkt stehen die Förderung der Ausdauer und das Sich-Zentrieren. Konzentrieren Sie sich auf die Ausführung jeder einzelnen Übung und gleichzeitig auf die Pilates-Prinzipien.

Wir beginnen mit zwei Übungen, die ich selbst entwickelt habe und die die Pilates-Grundhaltung trainieren. Dann kommen klassische Side Kicks aus dem Programm von Joseph Pilates. Es folgt ein abgewandelter Teaser im Sitzen – eine für Pilates charakteristische Übung. Ziel dieser Übung ist es, sowohl die Bauchmuskeln zu trainieren als auch beim Abrollen die Kontrolle über den Körper zu behalten – eine Herausforderung. Diese Übungseinheit endet mit zwei Übungen, die Joseph Pilates ursprünglich an Geräten ausführen ließ: The Hug und Armkreisen. Dazwischen stelle ich Ihnen The Mermaid vor, eine Übung, die die Anmut und Geschmeidigkeit der Pilates-Methode versinnbildlicht.

Anfang und Ende

Denken Sie noch nicht an die Muskeln, die Sie gleich trainieren wollen, wenn Sie mit ausgestreckten Beinen auf der Matte sitzen. Aktivieren Sie stattdessen alle anderen Muskelgruppen. Sitzen Sie gerade, die Taille ist hochgezogen, der Hals lang. Wenn Sie dann Ihren Körper auf die Pilates-Grundstellung vorbereiten, denken Sie darüber nach, was alles in dieser Position beachtet werden muss.

Zuletzt kommt mit Armkreisen eine Übung im Stand, die eigentlich für die Arbeit am Gerät entwickelt wurde, aber auch ohne funktioniert.

Übergänge

Jetzt sind die Übergänge zwischen den einzelnen Übungen komplexer als zuvor. Die Vorbereitung zu den Side Kicks ist eine Übung, die Ihre Stabilität

> >> **Der Schlüssel** zum Erfolg
>
> - **Die Pilates-Grundstellung** geht von den Pomuskeln aus. Spannen Sie im Sitzen beide Pohälften fest an, sodass sie ein Stückchen von der Matte »abheben«.
>
> - **Beim Heben und Senken der Beine** in den Side Kicks ist der Tempowechsel wichtig. Das Bein schwingt hoch und geht mit zunehmendem Widerstand runter.
>
> - **The Mermaid** ist eine Dehn-und-Streckübung. Knicken Sie auf keinen Fall in der Taille ein, sondern ziehen Sie sich vom Po aus hoch, als würde jemand Sie an Ihrem Arm hochziehen.

fördert. Wenn Ihr Körper richtig ausgerichtet ist, werden Sie kaum etwas justieren müssen. Lassen Sie auch zwischen den Übungen die Beinmuskulatur stets angespannt. Betrachten Sie das Ende einer Übung als Anfang der nächsten. Obwohl der Teaser vor allem in der zweiten Hälfte anspruchsvoll ist, sollten Sie den ersten Teil nicht vernachlässigen. In dieser Übungseinheit fließt alles zusammen, was Sie bisher gelernt haben.

The Mermaid ist eine klassische Pilates-Übung. Der untere Teil des Körpers ist fest im Boden verankert, während der obere ganz lang gestreckt wird.

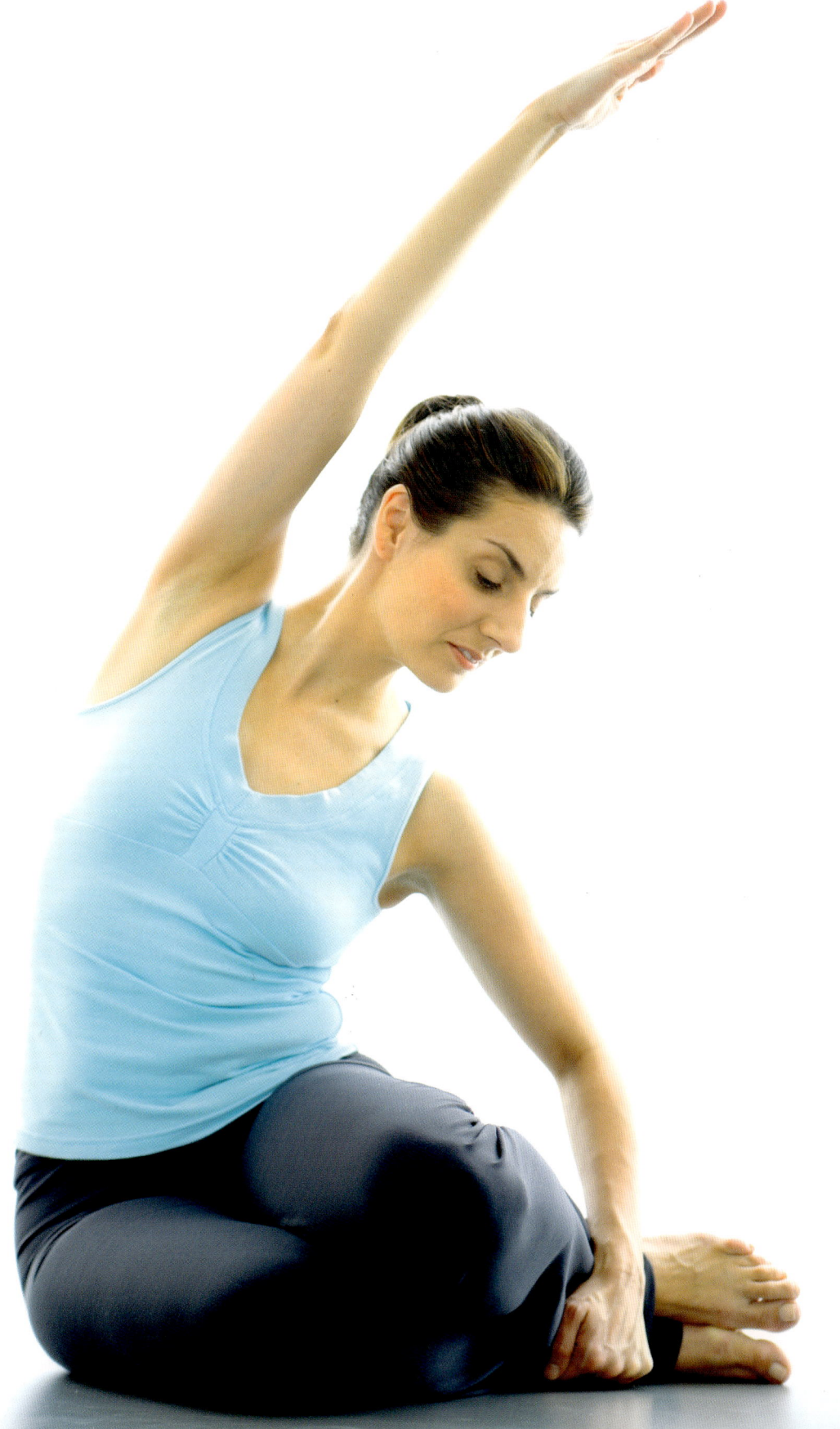

>> Pilates-Grundstellung I & II

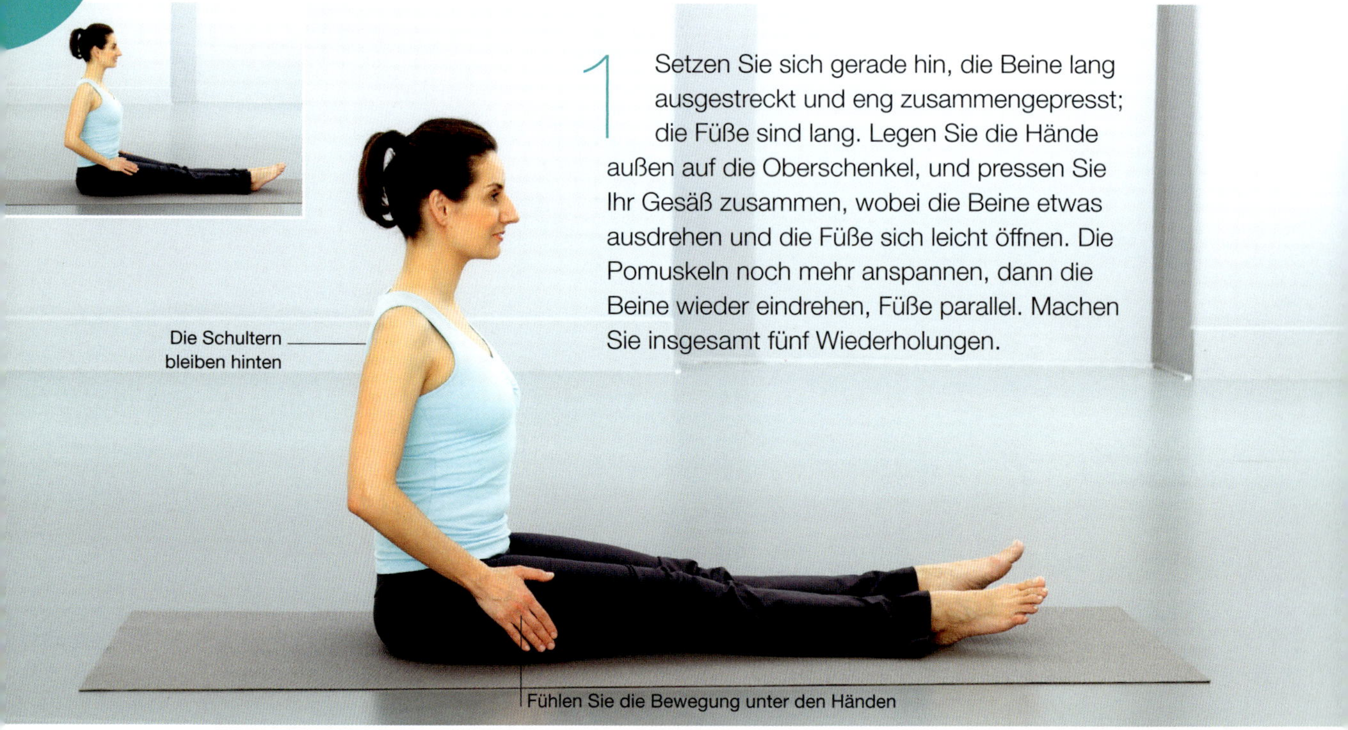

1 Setzen Sie sich gerade hin, die Beine lang ausgestreckt und eng zusammengepresst; die Füße sind lang. Legen Sie die Hände außen auf die Oberschenkel, und pressen Sie Ihr Gesäß zusammen, wobei die Beine etwas ausdrehen und die Füße sich leicht öffnen. Die Pomuskeln noch mehr anspannen, dann die Beine wieder eindrehen, Füße parallel. Machen Sie insgesamt fünf Wiederholungen.

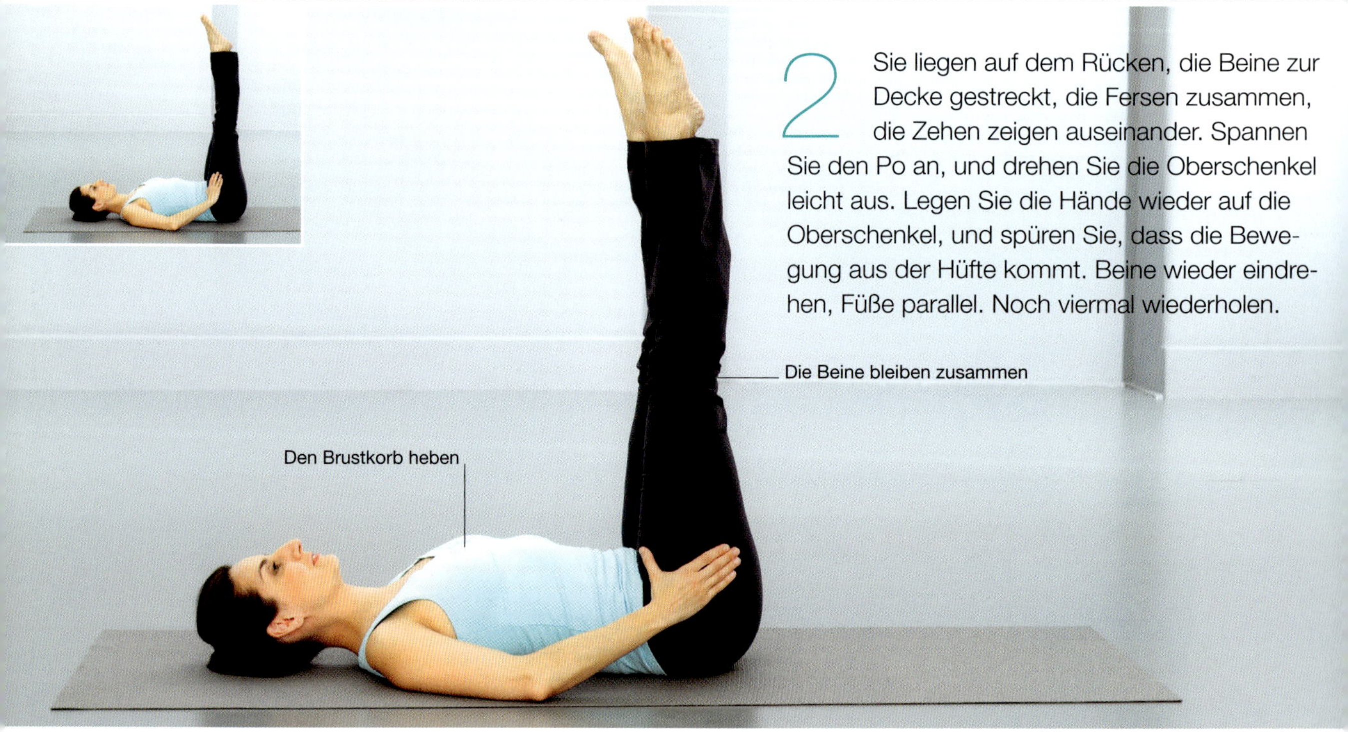

Die Schultern
bleiben hinten

Fühlen Sie die Bewegung unter den Händen

2 Sie liegen auf dem Rücken, die Beine zur Decke gestreckt, die Fersen zusammen, die Zehen zeigen auseinander. Spannen Sie den Po an, und drehen Sie die Oberschenkel leicht aus. Legen Sie die Hände wieder auf die Oberschenkel, und spüren Sie, dass die Bewegung aus der Hüfte kommt. Beine wieder eindrehen, Füße parallel. Noch viermal wiederholen.

Die Beine bleiben zusammen

Den Brustkorb heben

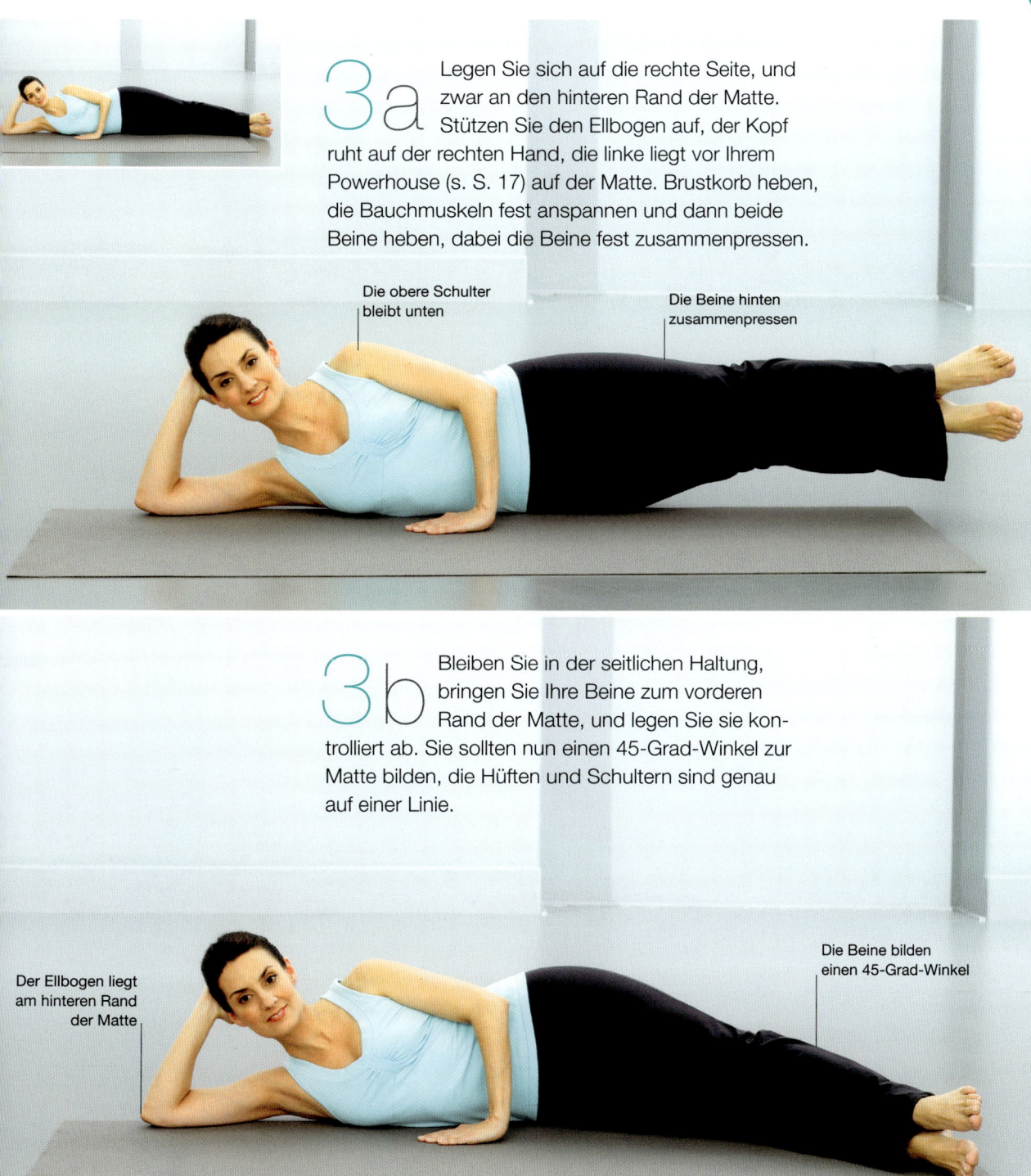

3a Legen Sie sich auf die rechte Seite, und zwar an den hinteren Rand der Matte. Stützen Sie den Ellbogen auf, der Kopf ruht auf der rechten Hand, die linke liegt vor Ihrem Powerhouse (s. S. 17) auf der Matte. Brustkorb heben, die Bauchmuskeln fest anspannen und dann beide Beine heben, dabei die Beine fest zusammenpressen.

Die obere Schulter
bleibt unten

Die Beine hinten
zusammenpressen

3b Bleiben Sie in der seitlichen Haltung, bringen Sie Ihre Beine zum vorderen Rand der Matte, und legen Sie sie kontrolliert ab. Sie sollten nun einen 45-Grad-Winkel zur Matte bilden, die Hüften und Schultern sind genau auf einer Linie.

Die Beine bilden
einen 45-Grad-Winkel

Der Ellbogen liegt
am hinteren Rand
der Matte

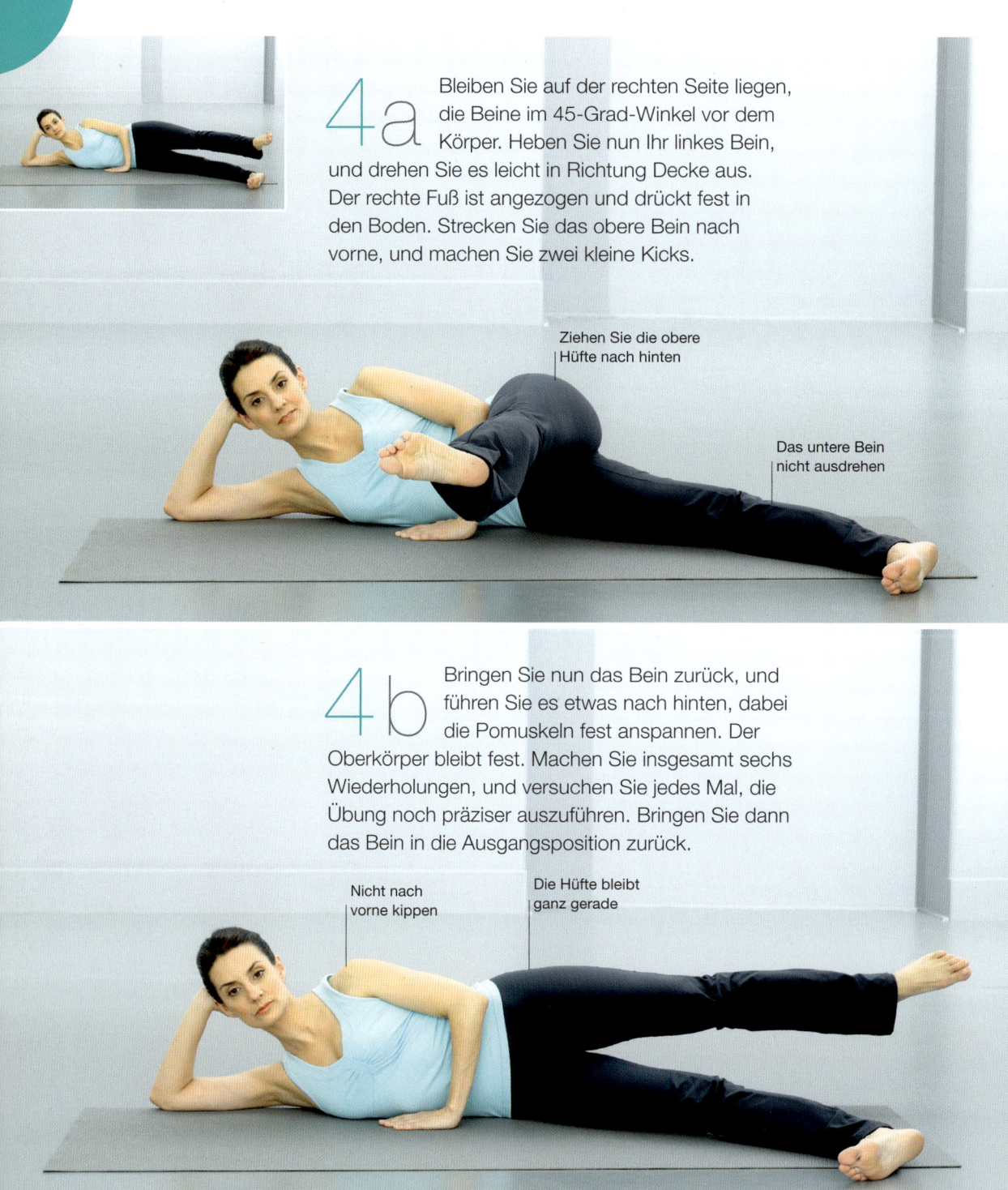

4a Bleiben Sie auf der rechten Seite liegen, die Beine im 45-Grad-Winkel vor dem Körper. Heben Sie nun Ihr linkes Bein, und drehen Sie es leicht in Richtung Decke aus. Der rechte Fuß ist angezogen und drückt fest in den Boden. Strecken Sie das obere Bein nach vorne, und machen Sie zwei kleine Kicks.

Ziehen Sie die obere Hüfte nach hinten

Das untere Bein nicht ausdrehen

4b Bringen Sie nun das Bein zurück, und führen Sie es etwas nach hinten, dabei die Pomuskeln fest anspannen. Der Oberkörper bleibt fest. Machen Sie insgesamt sechs Wiederholungen, und versuchen Sie jedes Mal, die Übung noch präziser auszuführen. Bringen Sie dann das Bein in die Ausgangsposition zurück.

Nicht nach vorne kippen

Die Hüfte bleibt ganz gerade

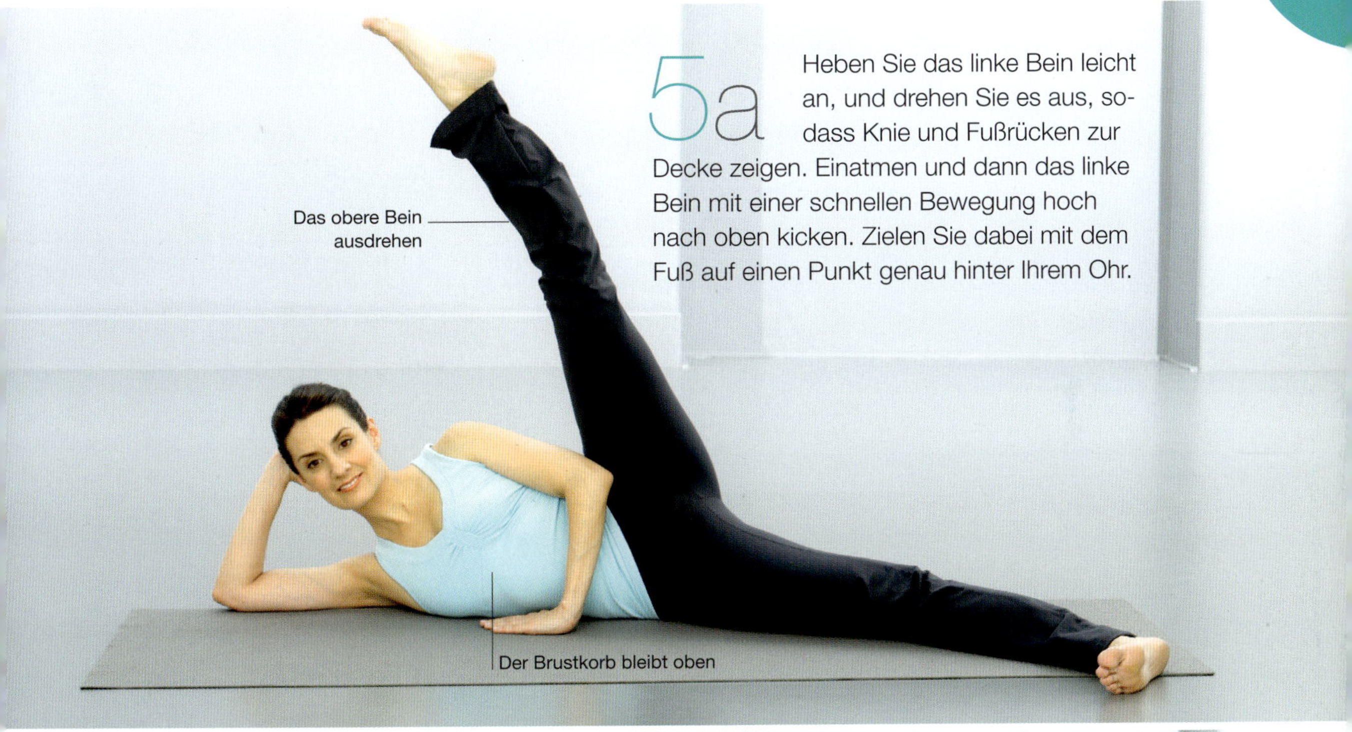

5a

Heben Sie das linke Bein leicht an, und drehen Sie es aus, so-dass Knie und Fußrücken zur Decke zeigen. Einatmen und dann das linke Bein mit einer schnellen Bewegung hoch nach oben kicken. Zielen Sie dabei mit dem Fuß auf einen Punkt genau hinter Ihrem Ohr.

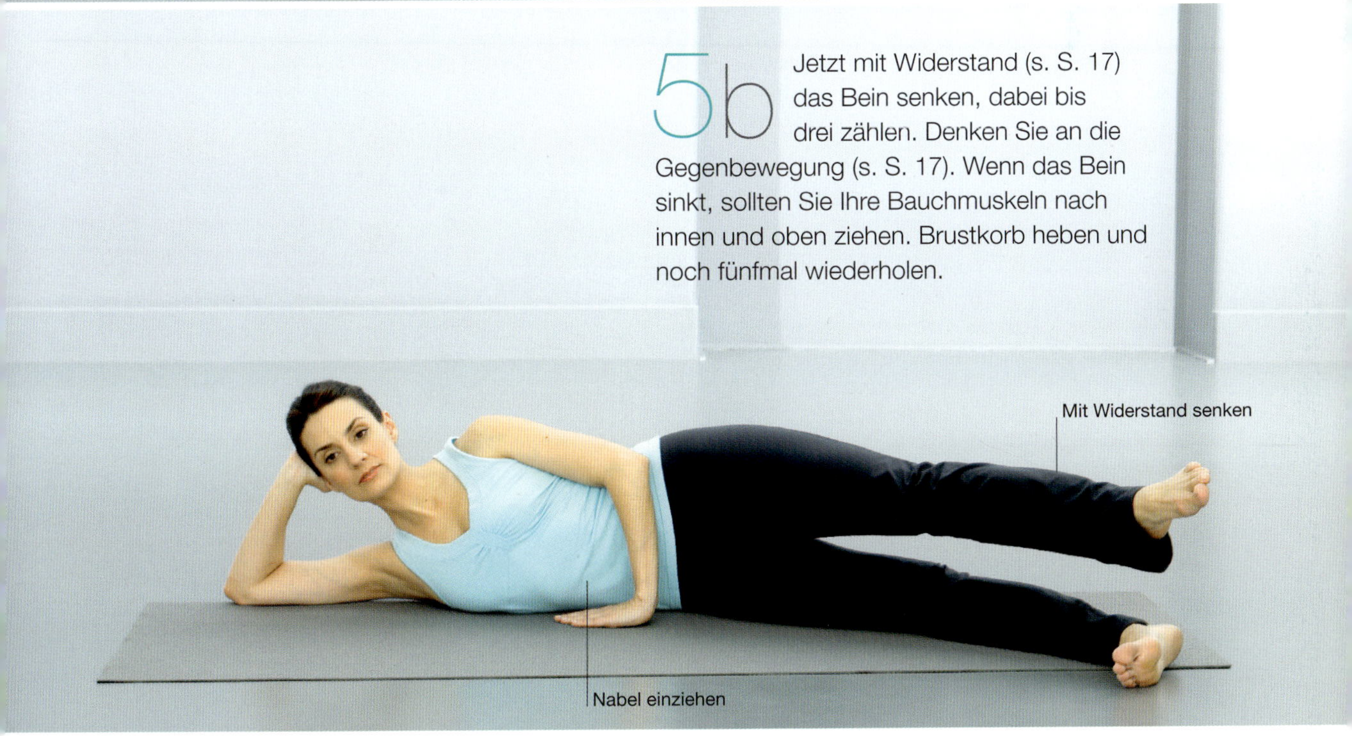

Das obere Bein ausdrehen

Der Brustkorb bleibt oben

5b

Jetzt mit Widerstand (s. S. 17) das Bein senken, dabei bis drei zählen. Denken Sie an die Gegenbewegung (s. S. 17). Wenn das Bein sinkt, sollten Sie Ihre Bauchmuskeln nach innen und oben ziehen. Brustkorb heben und noch fünfmal wiederholen.

Mit Widerstand senken

Nabel einziehen

>> Side Kicks Circles

6a Bleiben Sie auf der Seite, und legen Sie das obere Bein vor das untere. Das obere Bein wird während der Übung immer schwerer werden. Drehen Sie es zur Decke hin aus, der Knöchel ist lang.

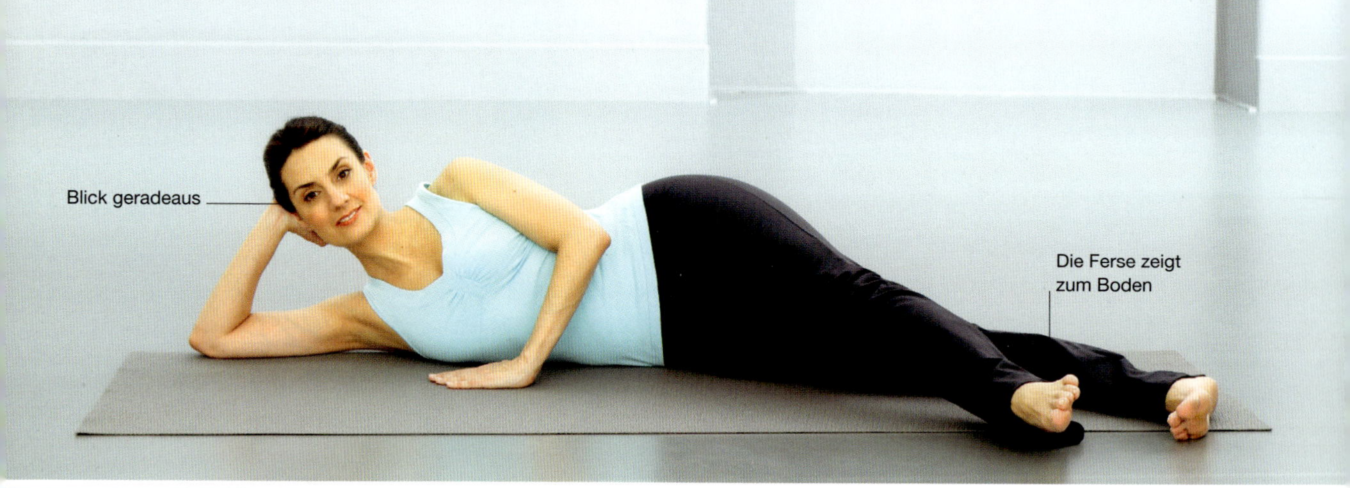

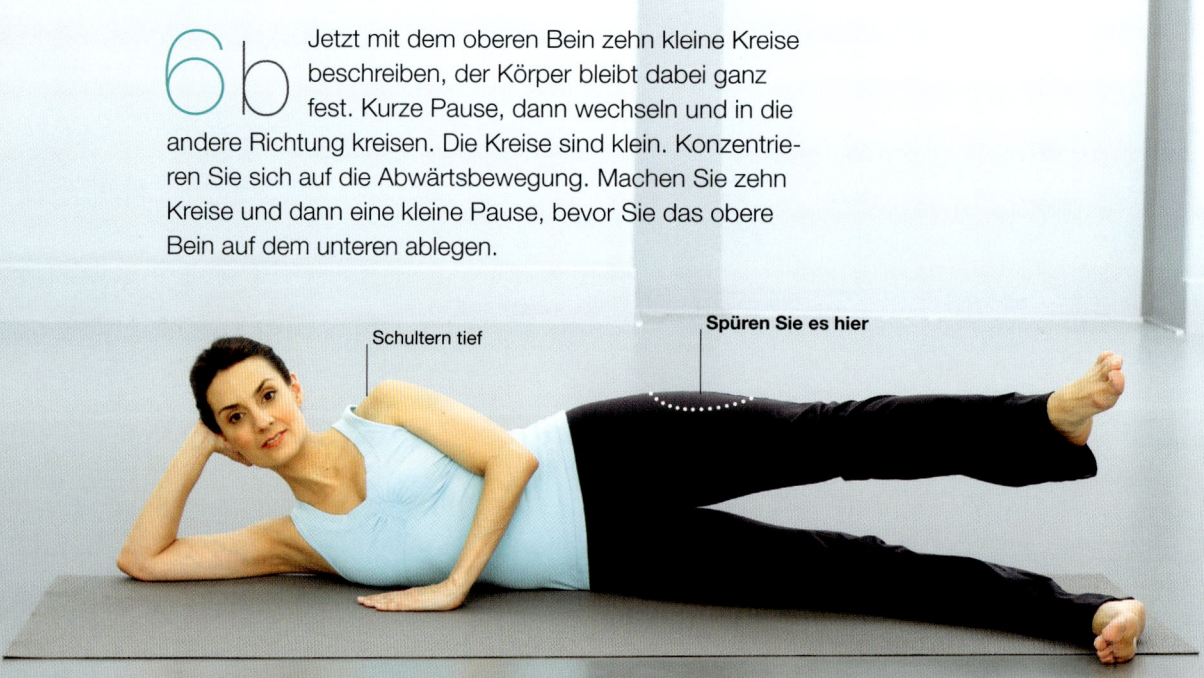

Blick geradeaus

Die Ferse zeigt zum Boden

6b Jetzt mit dem oberen Bein zehn kleine Kreise beschreiben, der Körper bleibt dabei ganz fest. Kurze Pause, dann wechseln und in die andere Richtung kreisen. Die Kreise sind klein. Konzentrieren Sie sich auf die Abwärtsbewegung. Machen Sie zehn Kreise und dann eine kleine Pause, bevor Sie das obere Bein auf dem unteren ablegen.

Schultern tief

Spüren Sie es hier

7a Bleiben Sie auf der rechten Seite liegen. Kreuzen Sie nun das linke Bein vor dem rechten, und umfassen Sie den linken Knöchel. Der linke Fuß liegt flach auf dem Boden, Knie und Zehen zeigen zum rechten Fuß. Jetzt den rechten Fuß anwinkeln und das gesamte rechte Bein von der Matte abheben.

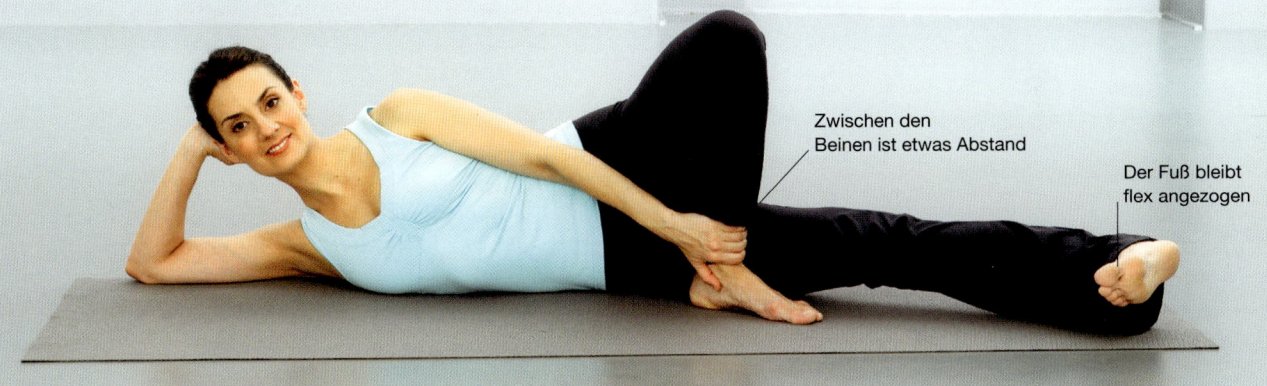

Zwischen den Beinen ist etwas Abstand

Der Fuß bleibt flex angezogen

7b Ohne einzuknicken, heben Sie nun das rechte Bein so hoch es geht und senken es wieder bis kurz über der Matte. Führen Sie diese Bewegung insgesamt achtmal aus. Bei der letzten Wiederholung halten Sie das Bein oben, und perfektionieren Sie noch einmal Ihre gesamte Körperhaltung: Werden Sie lang, machen Sie sich gerade, drehen Sie das Bein noch ein wenig. Dann kontrolliert absenken.

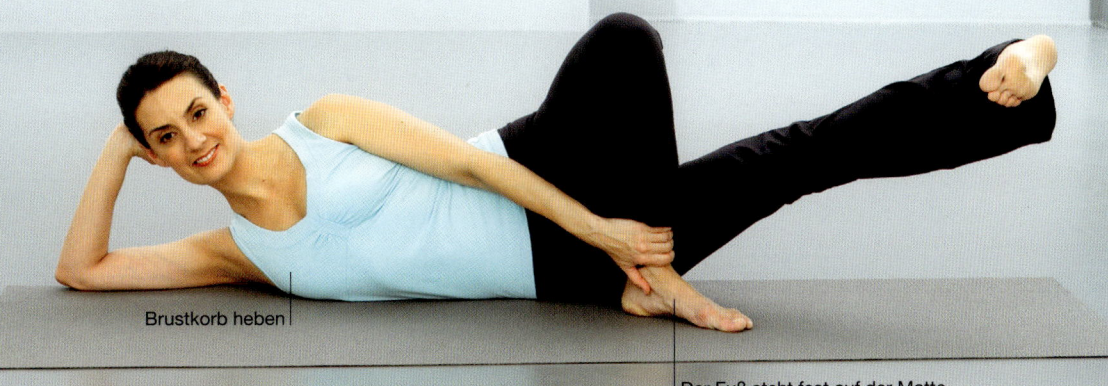

Brustkorb heben

Der Fuß steht fest auf der Matte

>> Side Kicks Bicycle

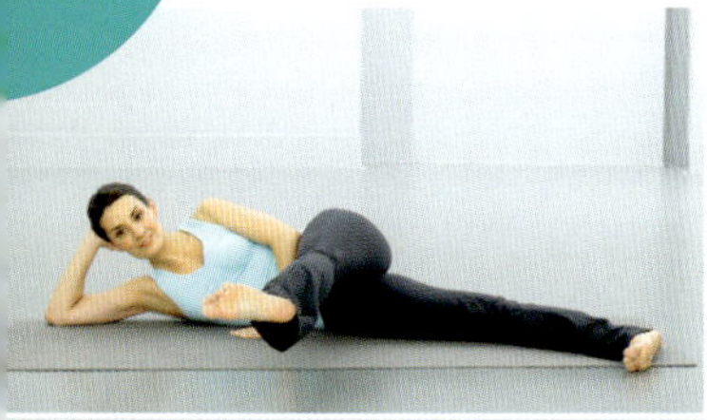

8a

Legen Sie sich auf die Seite, die Beine im 45-Grad-Winkel nach vorne ausgestreckt. Heben Sie das linke Bein etwas an, und schwingen Sie es dann nach vorne, ohne im Rücken nachzugeben. Schaffen Sie eine Gegenbewegung, indem Sie die linke Hüfte etwas nach hinten ziehen. Beugen Sie das linke Knie, und führen Sie es in Richtung Schulter.

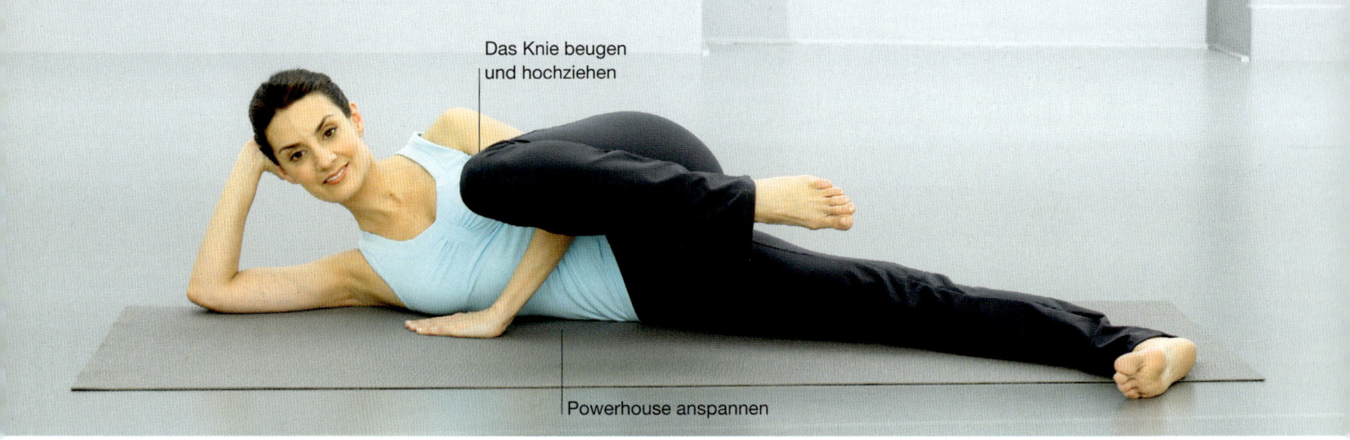

Das Knie beugen und hochziehen

Powerhouse anspannen

8b

Führen Sie nun das linke Knie zum rechten, und strecken Sie dann das Bein nach hinten aus. Ziehen Sie die Taille hoch – das ist die Gegenbewegung zum Bein, das nach unten zieht. Machen Sie zwei Wiederholungen, und bringen Sie dann das Bein zurück in die Ausgangsposition. Nun die Übung dreimal in die andere Richtung ausführen.

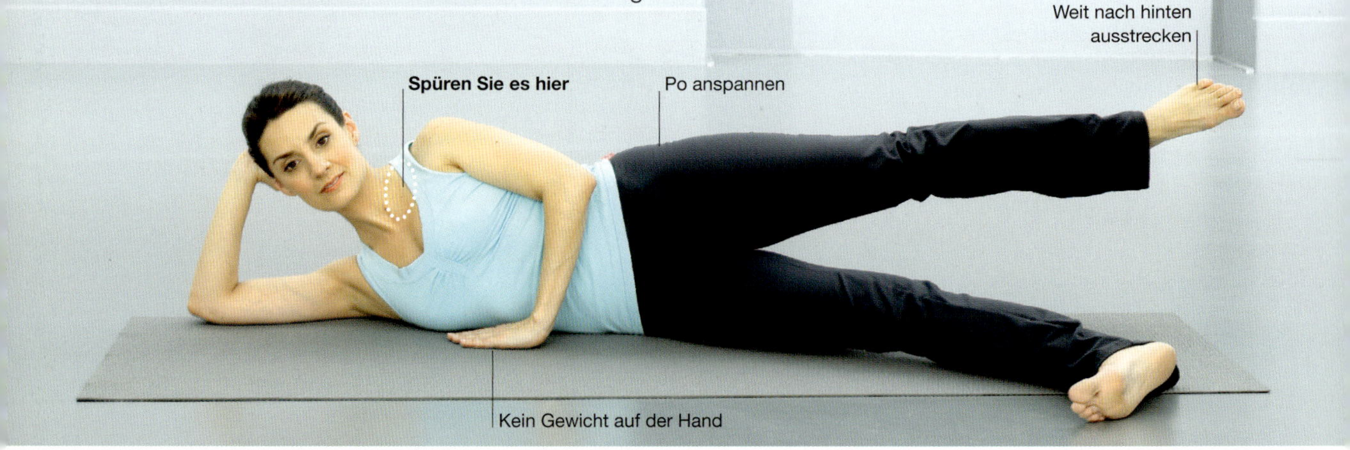

Weit nach hinten ausstrecken

Spüren Sie es hier

Po anspannen

Kein Gewicht auf der Hand

>> Fersenschläge

9a Drehen Sie sich auf den Bauch, das Gesicht liegt auf der Matte. Schieben Sie Ihre Hände unter die Stirn, und strecken Sie die Beine aus. Spannen Sie die Bauch- und Pomuskeln an, und heben Sie beide Beine von der Matte ab. Achten Sie darauf, dass Ihre Schultern unten bleiben, während Sie die Beine öffnen. Beginnen Sie nun, die Fersen gegeneinanderzuschlagen.

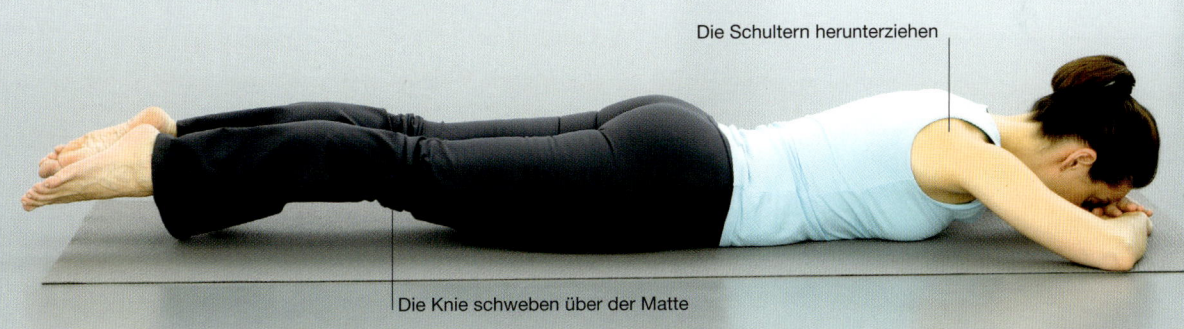

Die Schultern herunterziehen

Die Knie schweben über der Matte

9b Weiter schnelle Schläge machen und bis 20 zählen, dabei ganz normal atmen. Die Knie bleiben gerade – die Bewegung geht von den Oberschenkelinnenseiten aus. Am Ende eine Pause machen, beide Beine lang ziehen, Bauchmuskeln anspannen, Nacken und Schultern sind entspannt. Dann erst die Beine langsam auf der Matte ablegen. Drehen Sie sich nun auf die linke Seite, und machen Sie alle Side-Kick-Übungen mit dem anderen Bein (3a – 8b).

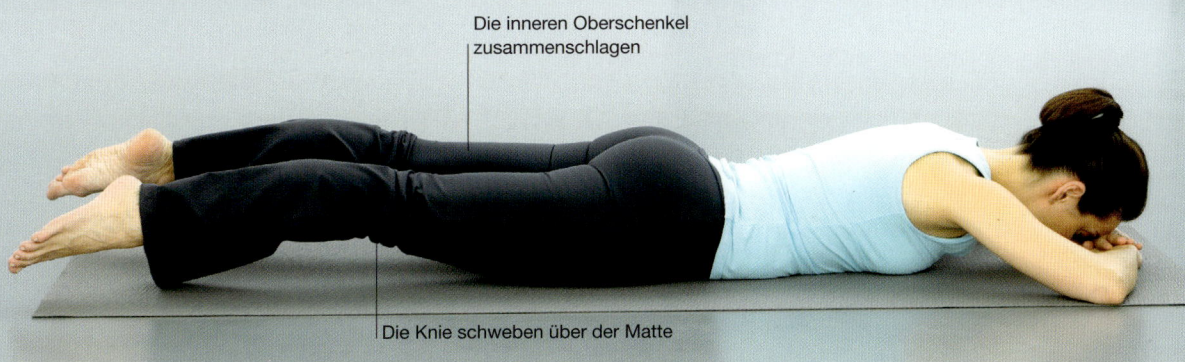

Die inneren Oberschenkel zusammenschlagen

Die Knie schweben über der Matte

>> **Teaser**

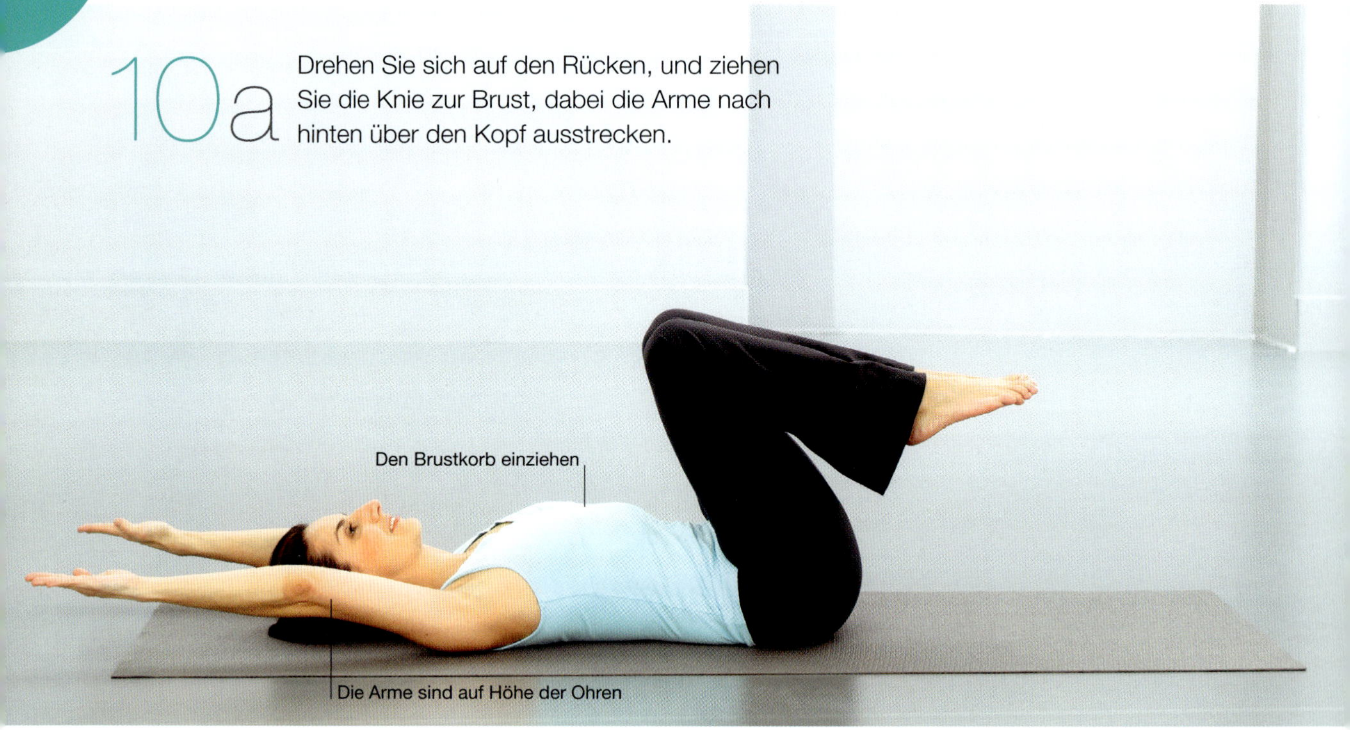

10a Drehen Sie sich auf den Rücken, und ziehen Sie die Knie zur Brust, dabei die Arme nach hinten über den Kopf ausstrecken.

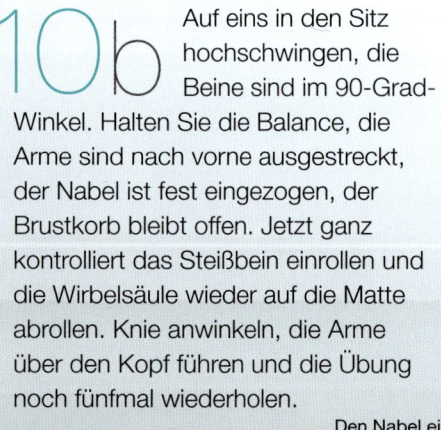

Den Brustkorb einziehen

Die Arme sind auf Höhe der Ohren

10b Auf eins in den Sitz hochschwingen, die Beine sind im 90-Grad-Winkel. Halten Sie die Balance, die Arme sind nach vorne ausgestreckt, der Nabel ist fest eingezogen, der Brustkorb bleibt offen. Jetzt ganz kontrolliert das Steißbein einrollen und die Wirbelsäule wieder auf die Matte abrollen. Knie anwinkeln, die Arme über den Kopf führen und die Übung noch fünfmal wiederholen.

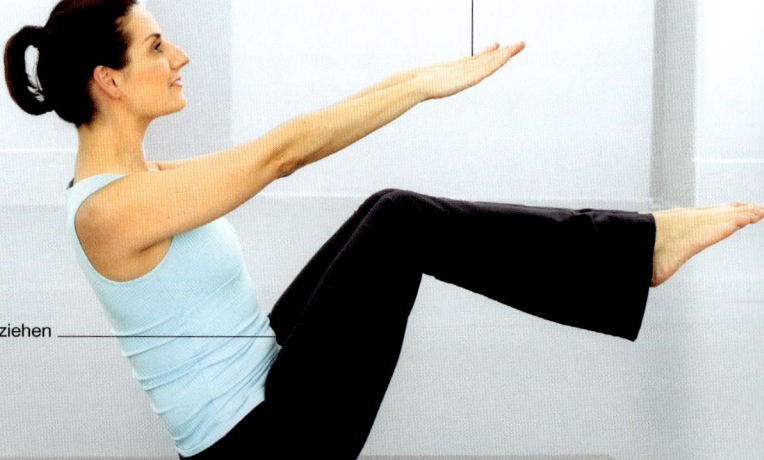

Die Arme über die Beine strecken

Den Nabel einziehen

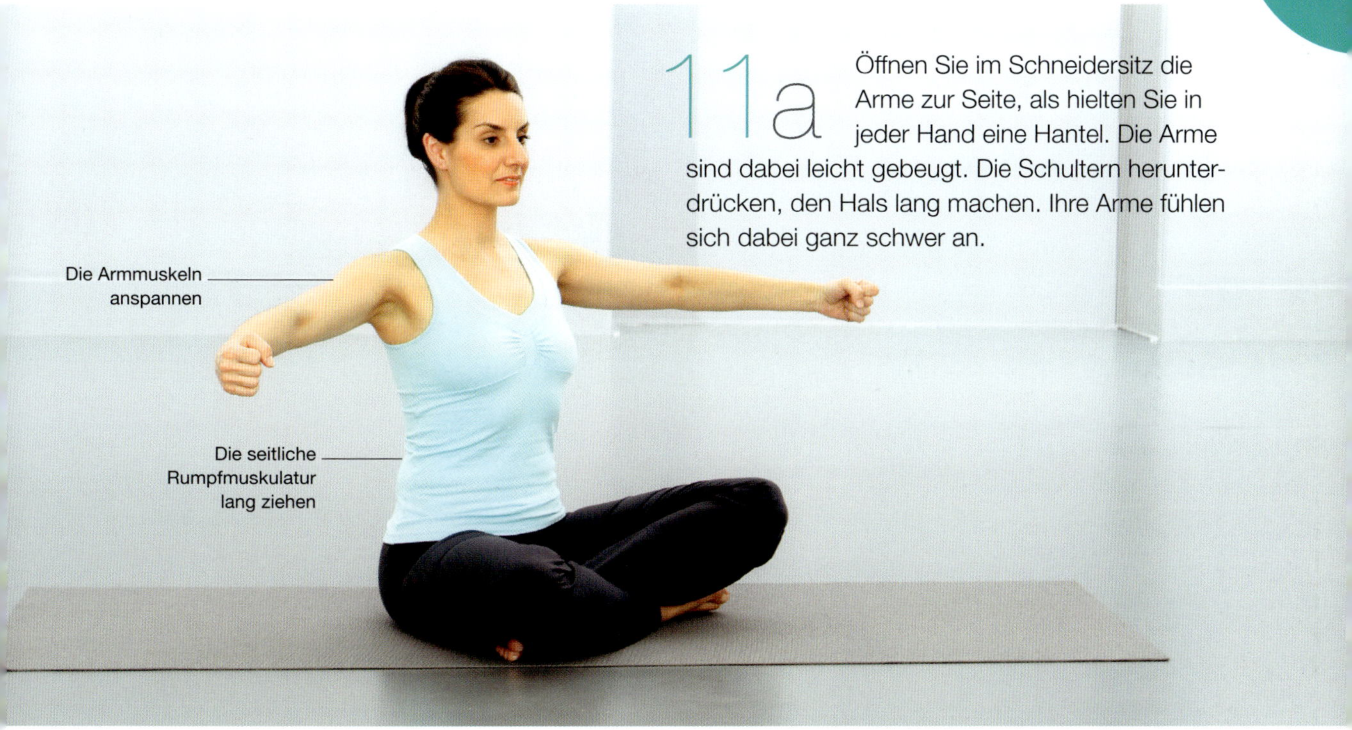

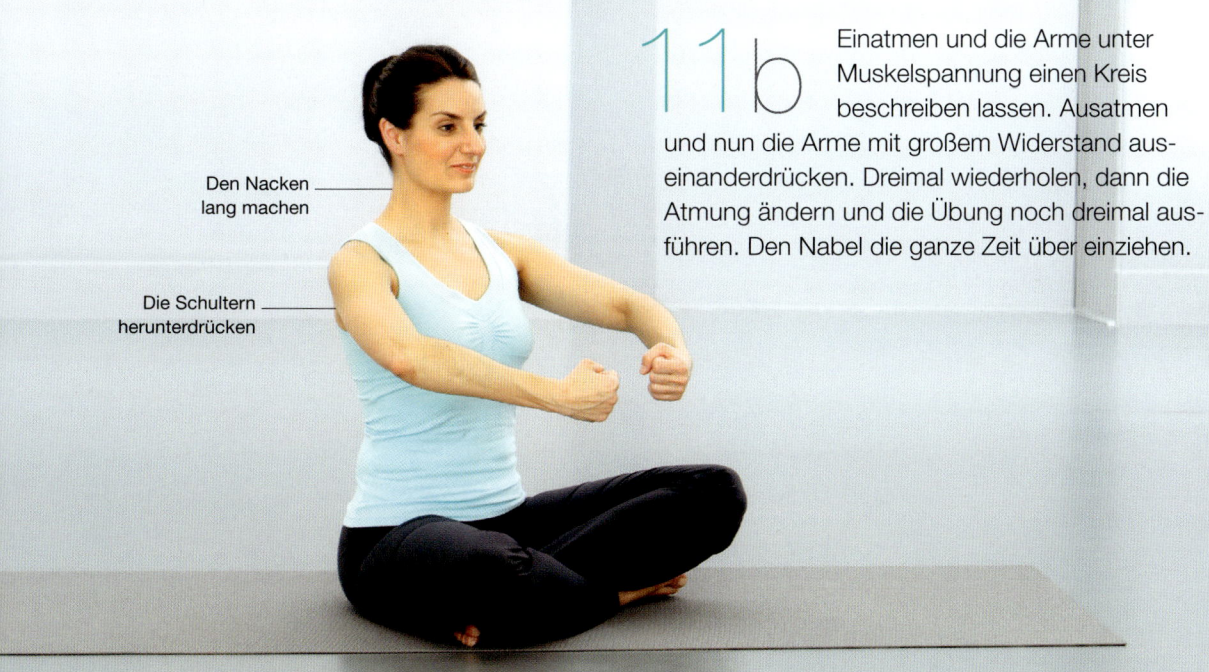

11a Öffnen Sie im Schneidersitz die Arme zur Seite, als hielten Sie in jeder Hand eine Hantel. Die Arme sind dabei leicht gebeugt. Die Schultern herunterdrücken, den Hals lang machen. Ihre Arme fühlen sich dabei ganz schwer an.

Die Armmuskeln anspannen

Die seitliche Rumpfmuskulatur lang ziehen

11b Einatmen und die Arme unter Muskelspannung einen Kreis beschreiben lassen. Ausatmen und nun die Arme mit großem Widerstand auseinanderdrücken. Dreimal wiederholen, dann die Atmung ändern und die Übung noch dreimal ausführen. Den Nabel die ganze Zeit über einziehen.

Den Nacken lang machen

Die Schultern herunterdrücken

>> **The Mermaid**

12a Setzen Sie sich rechts neben die angewinkelten Beine, die Waden und Knöchel dicht am Körper. Umfassen Sie mit der linken Hand die untere Fessel. Den freien rechten Arm nach oben über den Kopf schwingen und vorbereitend einatmen.

Taille strecken

Den unteren Knöchel festhalten

12b Jetzt ausatmen und sanft über die Beine beugen, die ganze rechte Seite dehnen. Wenn Sie wieder zur Mitte kommen, versuchen Sie, den Körper und die rechte Hand noch höher zur Decke zu strecken. Machen Sie noch zwei Wiederholungen, und schließen Sie mit einer Pause, in der Sie die Taille strecken und die Schultern herunterziehen. Dann die Beine über vorn zur anderen Seite schwingen und die Übung dreimal wiederholen.

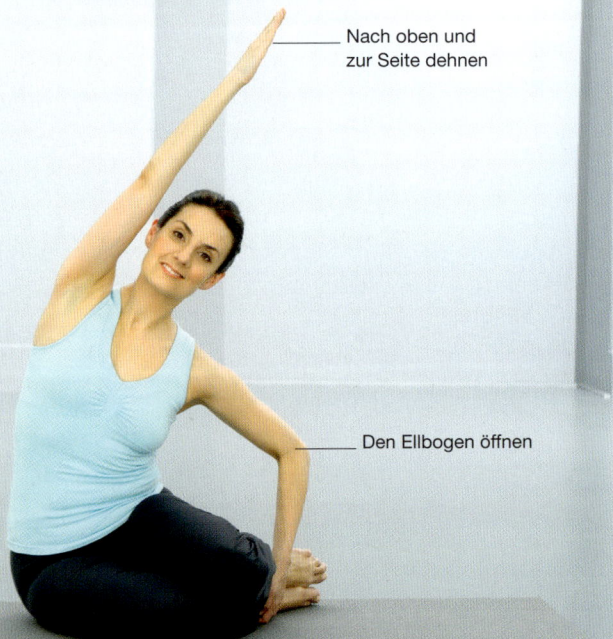

Nach oben und zur Seite dehnen

Den Ellbogen öffnen

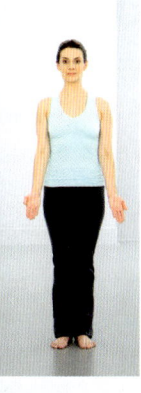

13a In der Pilates-Grundhaltung (s. S. 17) das Gewicht etwas nach vorne verlagern. Die Hände liegen vor den Oberschenkeln, Handflächen zeigen nach vorne. Einatmen, dann ausatmen und die Arme gerade nach oben schwingen.

13b Jetzt die Handflächen nach außen drehen und die Arme herunterkreisen. Dabei Widerstand aufbauen, als sei die Luft ganz dick. Zweimal wiederholen, dann die Atmung ändern und beim Hochschwingen einatmen, beim Herunterkreisen ausatmen. Noch dreimal wiederholen.

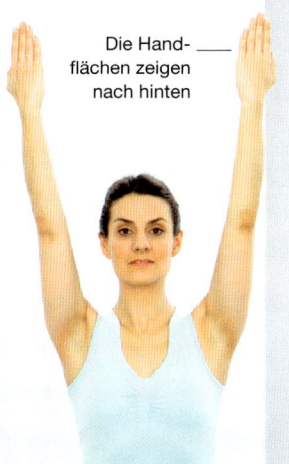

Die Handflächen zeigen nach hinten

Leicht nach vorne lehnen

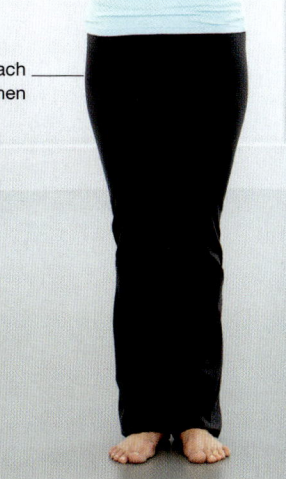

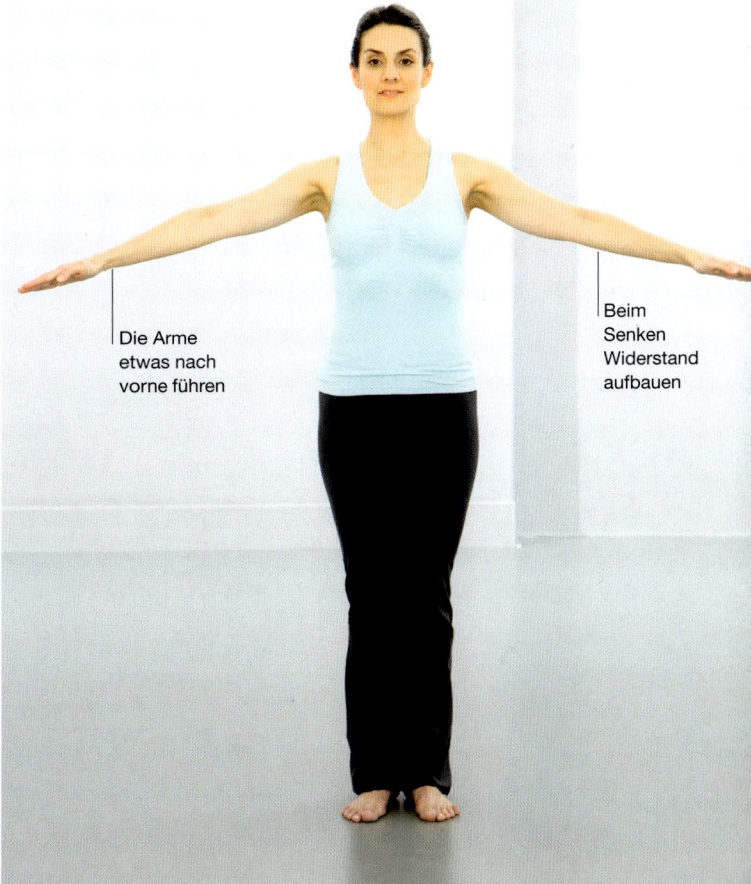

Die Arme etwas nach vorne führen

Beim Senken Widerstand aufbauen

Übungen am Boden >>

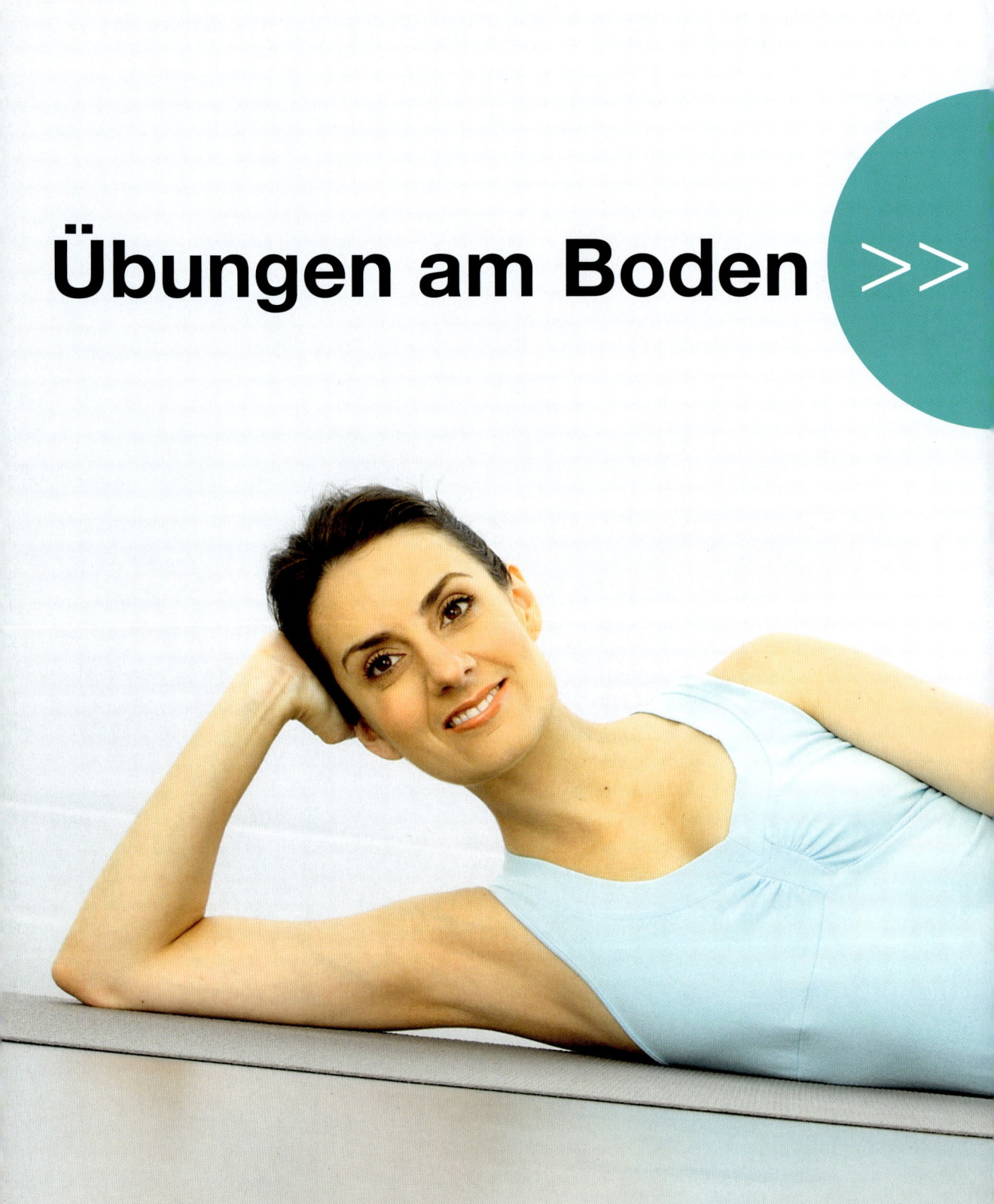

15 Minuten **Übersicht**

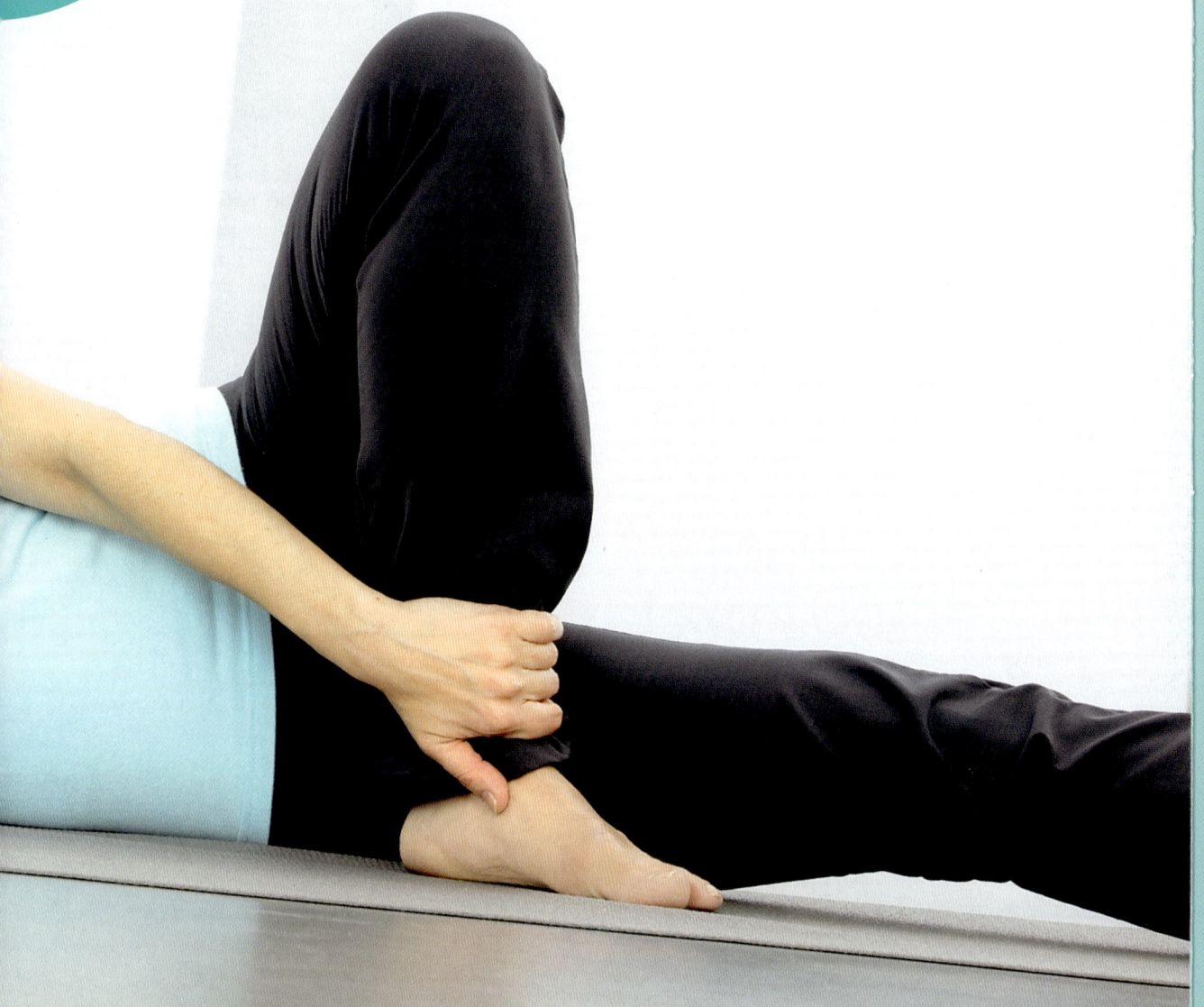

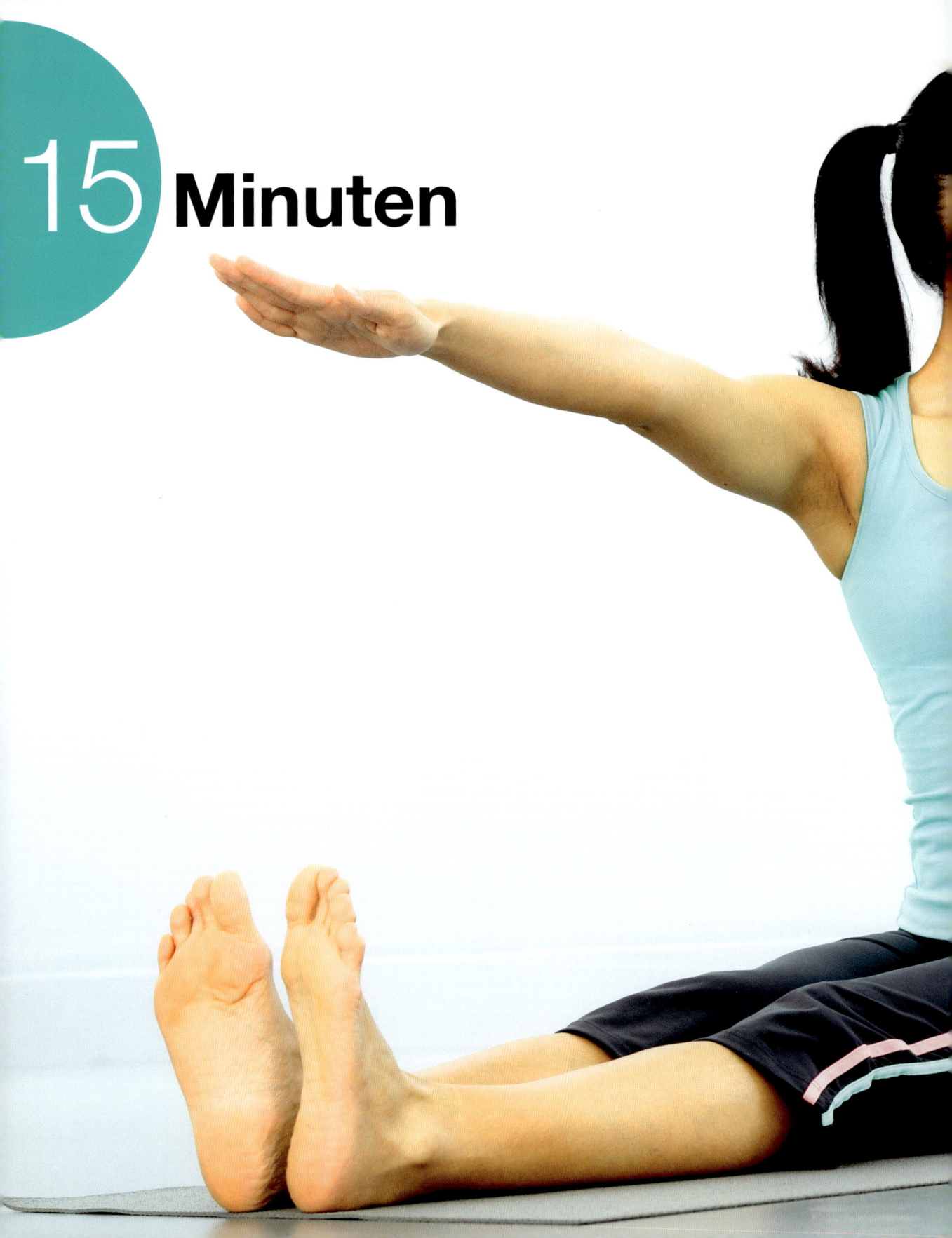

15 Minuten

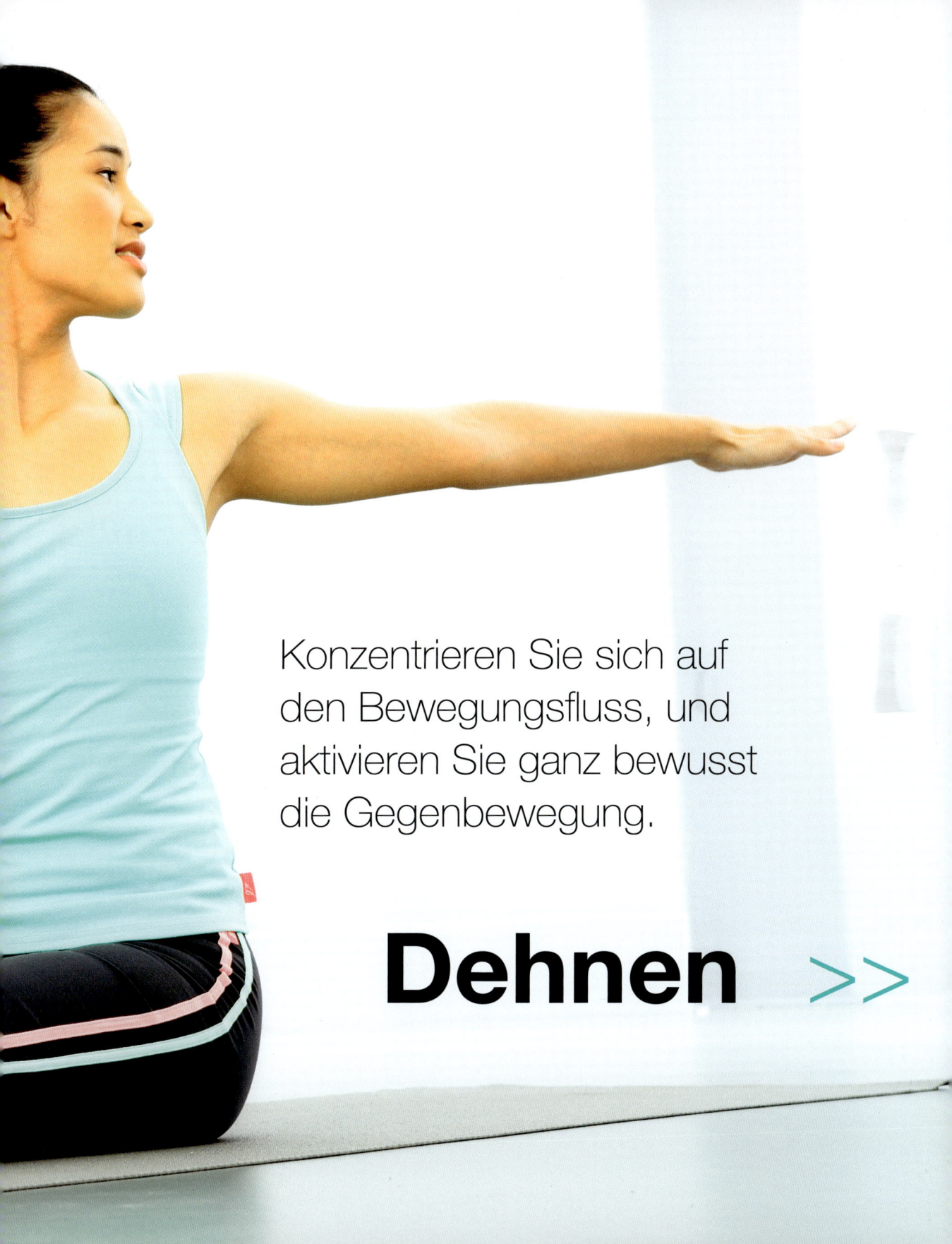

Konzentrieren Sie sich auf
den Bewegungsfluss, und
aktivieren Sie ganz bewusst
die Gegenbewegung.

Dehnen >>

>> Dehnen

Die letzte Übungseinheit hilft den Muskeln, die Pilates-Bewegungsabläufe auch für den Alltag zu antizipieren – beim Beugen, Drehen, Nach-vorn-Lehnen oder Strecken. Integrieren Sie Pilates so in Ihre alltägliche Bewegung, dass Sie es nahezu stets anwenden und so Ihren Körper trainieren.

Wir beginnen mit zwei Übungen im Sitzen, die auch gegen Nackenbeschwerden helfen. Danach kommen eine etwas schwierigere Version von The Hundred und klassische Pilates-Ruderübungen. Dann geht es auf die Knie; diese klassischen Übungen stärken Ihre Widerstandskräfte. Schließlich folgen einige historische Pilates-Übungen im Stand, die die unteren Extremitäten kräftigen.

Anfang und Ende
Bevor Sie mit den Nackenübungen beginnen, nehmen Sie sich Zeit, um Ihre Körperhaltung zu prüfen. Der Nacken ist die Verlängerung der Wirbelsäule: Sie können also nicht an der Ausrichtung des Halses arbeiten, wenn die Wirbelsäule rund ist. Fühlen Sie Ihren Scheitel, dort, wo der Kopf eine Kurve nach unten zum Nacken hin beschreibt. Egal, ob Sie sitzen, stehen, knien oder liegen, der Scheitel sollte immer nach oben gestreckt sein.

Am Schluss kommen die Ausfallschritte zur Seite – eine sehr funktionale Übung. Sie lernen hier, in dynamischen Bewegungen Ihr Kraftzentrum einzusetzen, und bereiten sich damit auf die vielen unerwarteten Bewegungen vor, die Sie im Alltag meistern müssen. Denken Sie daran, die Taille schmal zu halten und nach oben zu ziehen, während Sie die Beine wieder zusammenführen.

Übergänge
Von den Nackenübungen bis hin zu den abschließenden Ausfallschritten sollten die Übergänge kontrolliert und geschmeidig sein. Um auf die Knie

>> Der Schlüssel zum Erfolg

- **Denken Sie bei der Brustkorbdehnung** daran, Ihr Powerhouse (s. S. 17) zu aktivieren, und ziehen Sie die Arme nach hinten, während Sie den Kopf drehen.
- **Wenn Sie bei der Oberschenkeldehnung** knien, spannen Sie alle Ihre Muskeln an, vom Kopf bis zu den Füßen. Machen Sie Ihren Körper ganz fest, als sei er aus Stahl.
- **Die Fußübungen** sind traditionelle Pilates-Bewegungen. Wenn Sie in die Hocke gehen, soll der gesamte Körper angespannt werden.

zu kommen, ziehen Sie die Knie an den Oberkörper heran und drehen sich dann auf die Knie, dabei den Oberkörper heben. Um in den Stand zu kommen, brauchen Sie nur die Hände auf die Matte zu legen, die Zehen aufzustellen und in den Stand aufzurollen. Wenn Sie von einer Übung im Stand zur nächsten wechseln, achten Sie vor allem auf die Ausrichtung des Oberkörpers. Ihr Ziel sollte es sein, sich symmetrisch und effektiv zu bewegen und dabei möglichst wenig Energie zu verbrauchen.

Dieses Kapitel vereint noch einmal alle Bewegungen der Pilates-Methode. Sie kräftigen Ihren Körper auch für den Alltag – so kann Pilates Sie überallhin begleiten.

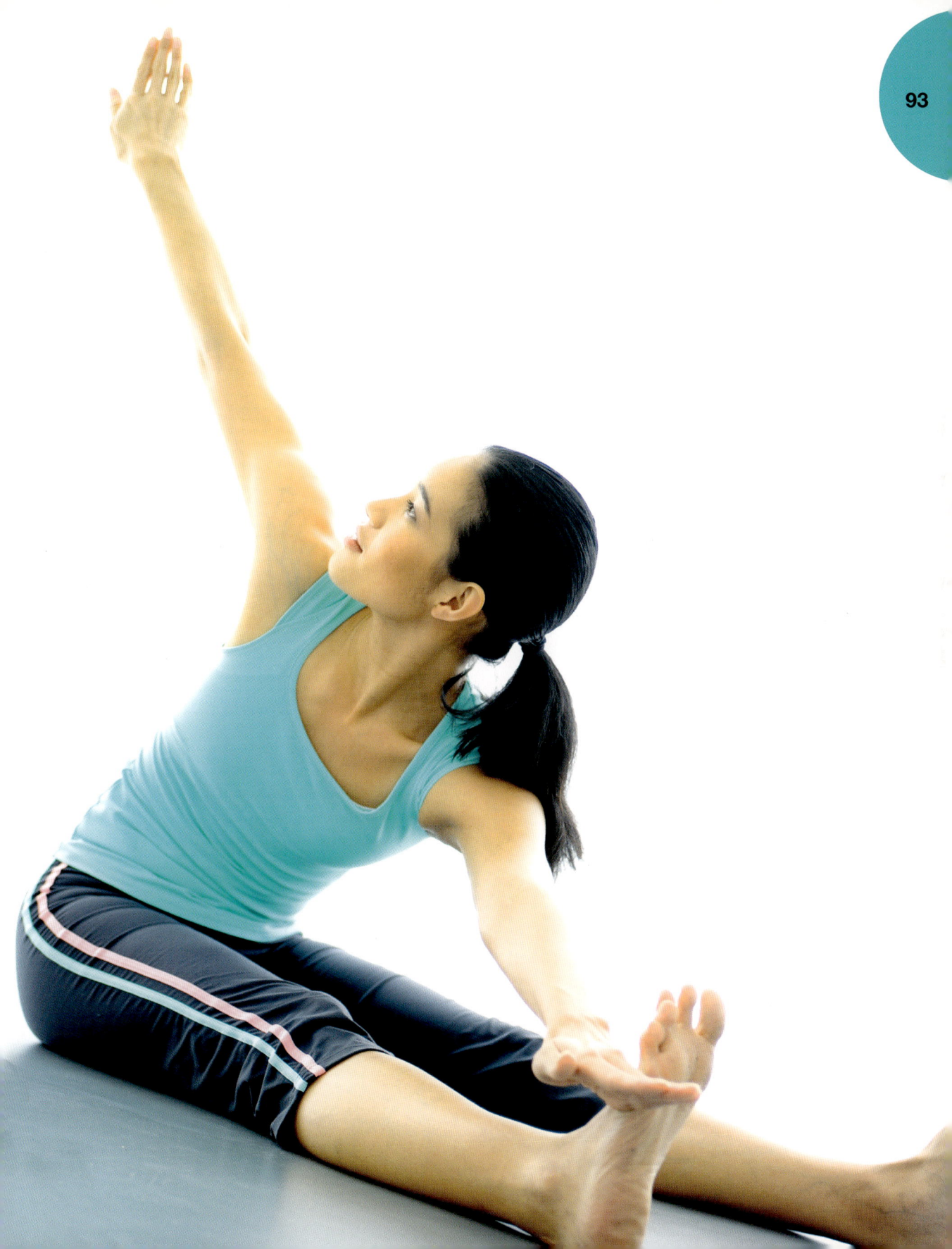

>> Nackendehnung/Schulterrollen

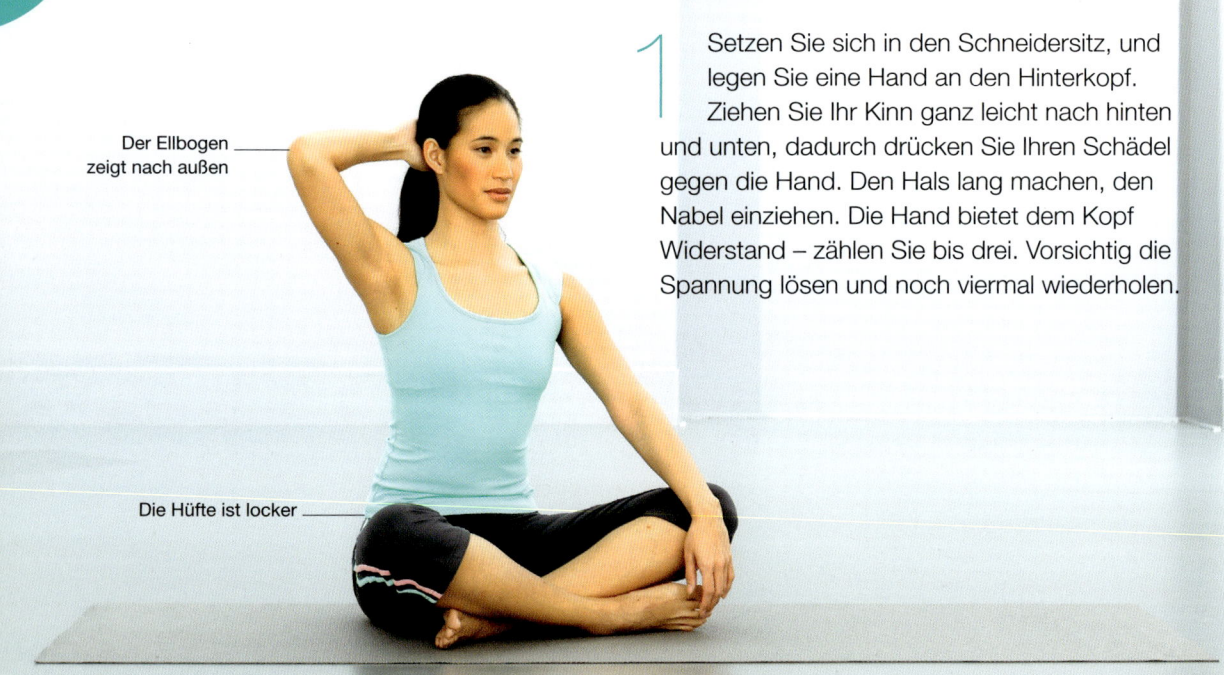

Der Ellbogen zeigt nach außen

Die Hüfte ist locker

1 Setzen Sie sich in den Schneidersitz, und legen Sie eine Hand an den Hinterkopf. Ziehen Sie Ihr Kinn ganz leicht nach hinten und unten, dadurch drücken Sie Ihren Schädel gegen die Hand. Den Hals lang machen, den Nabel einziehen. Die Hand bietet dem Kopf Widerstand – zählen Sie bis drei. Vorsichtig die Spannung lösen und noch viermal wiederholen.

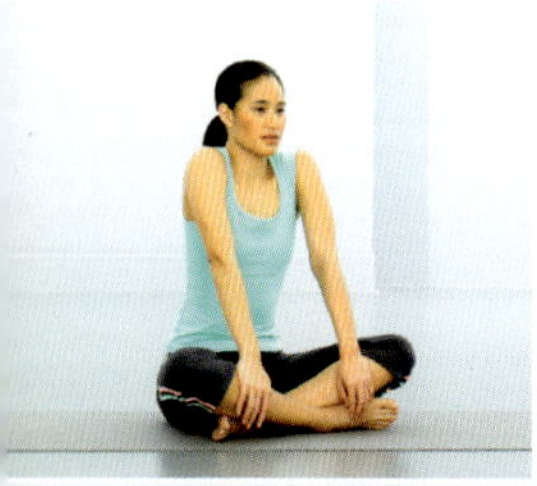

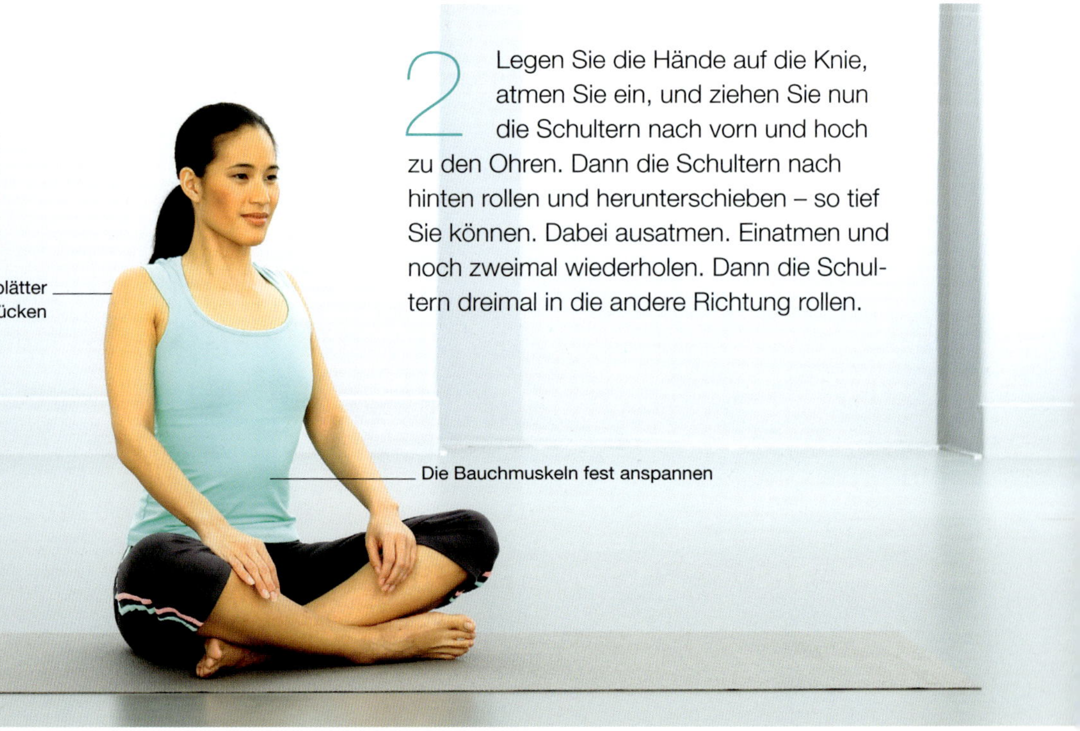

Die Schulterblätter zusammendrücken

Die Bauchmuskeln fest anspannen

2 Legen Sie die Hände auf die Knie, atmen Sie ein, und ziehen Sie nun die Schultern nach vorn und hoch zu den Ohren. Dann die Schultern nach hinten rollen und herunterschieben – so tief Sie können. Dabei ausatmen. Einatmen und noch zweimal wiederholen. Dann die Schultern dreimal in die andere Richtung rollen.

>> **The Hundred**

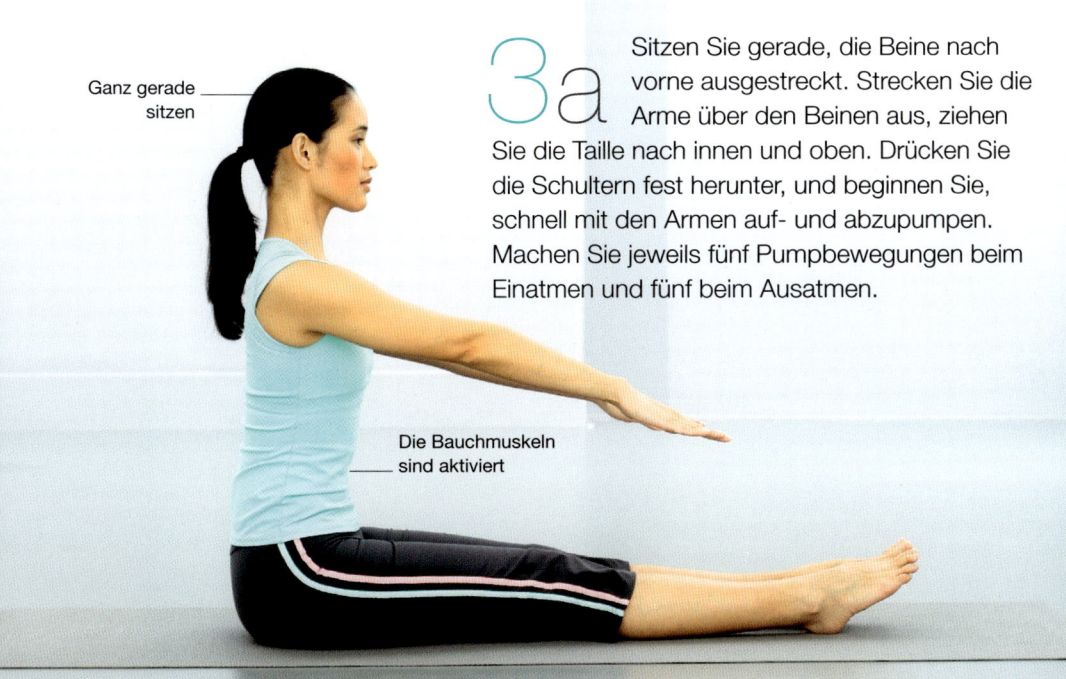

Ganz gerade sitzen

Die Bauchmuskeln sind aktiviert

3a Sitzen Sie gerade, die Beine nach vorne ausgestreckt. Strecken Sie die Arme über den Beinen aus, ziehen Sie die Taille nach innen und oben. Drücken Sie die Schultern fest herunter, und beginnen Sie, schnell mit den Armen auf- und abzupumpen. Machen Sie jeweils fünf Pumpbewegungen beim Einatmen und fünf beim Ausatmen.

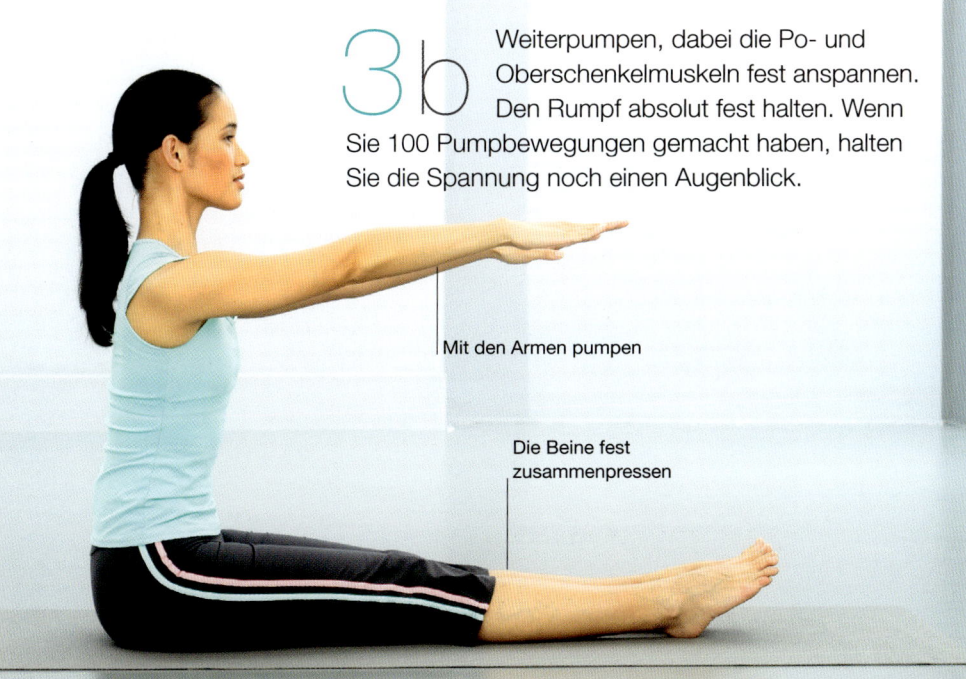

Mit den Armen pumpen

Die Beine fest zusammenpressen

3b Weiterpumpen, dabei die Po- und Oberschenkelmuskeln fest anspannen. Den Rumpf absolut fest halten. Wenn Sie 100 Pumpbewegungen gemacht haben, halten Sie die Spannung noch einen Augenblick.

Dehnen >>

>> **Rudern I**

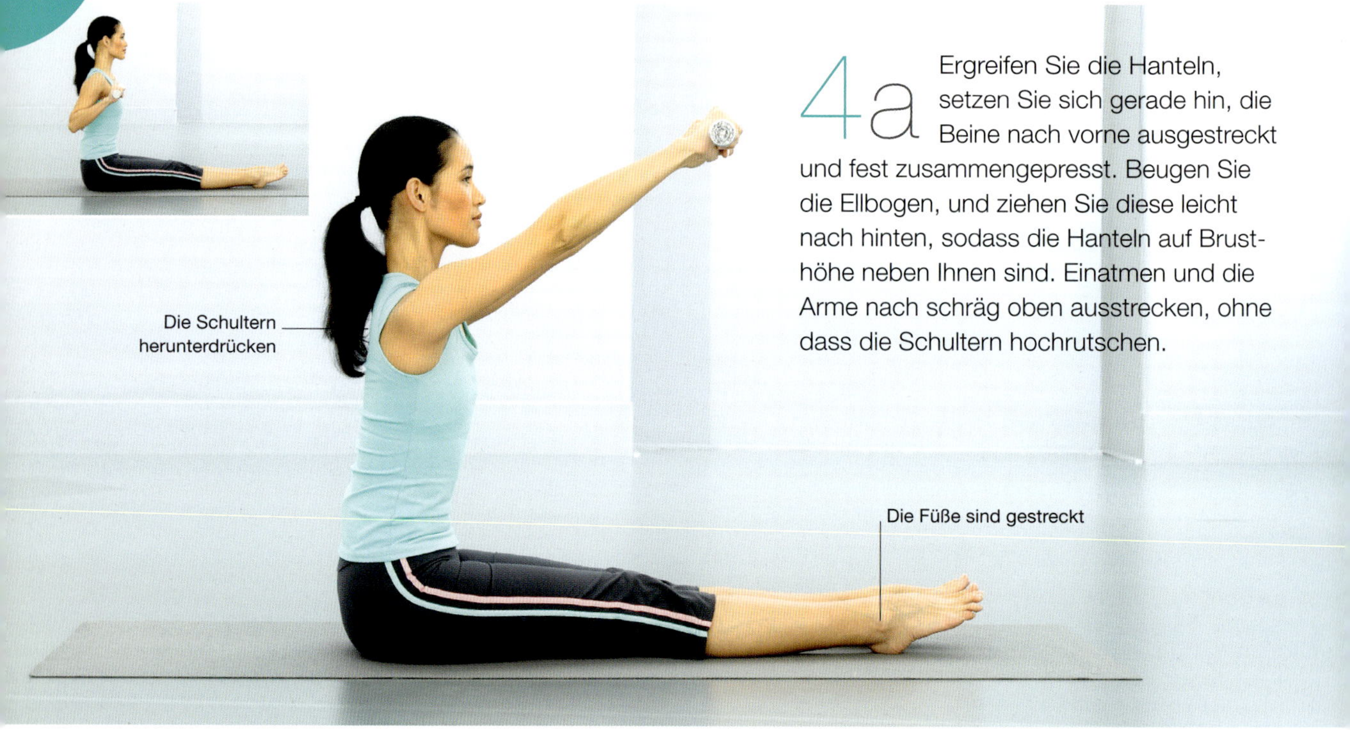

Die Schultern
herunterdrücken

Die Füße sind gestreckt

4a Ergreifen Sie die Hanteln, setzen Sie sich gerade hin, die Beine nach vorne ausgestreckt und fest zusammengepresst. Beugen Sie die Ellbogen, und ziehen Sie diese leicht nach hinten, sodass die Hanteln auf Brusthöhe neben Ihnen sind. Einatmen und die Arme nach schräg oben ausstrecken, ohne dass die Schultern hochrutschen.

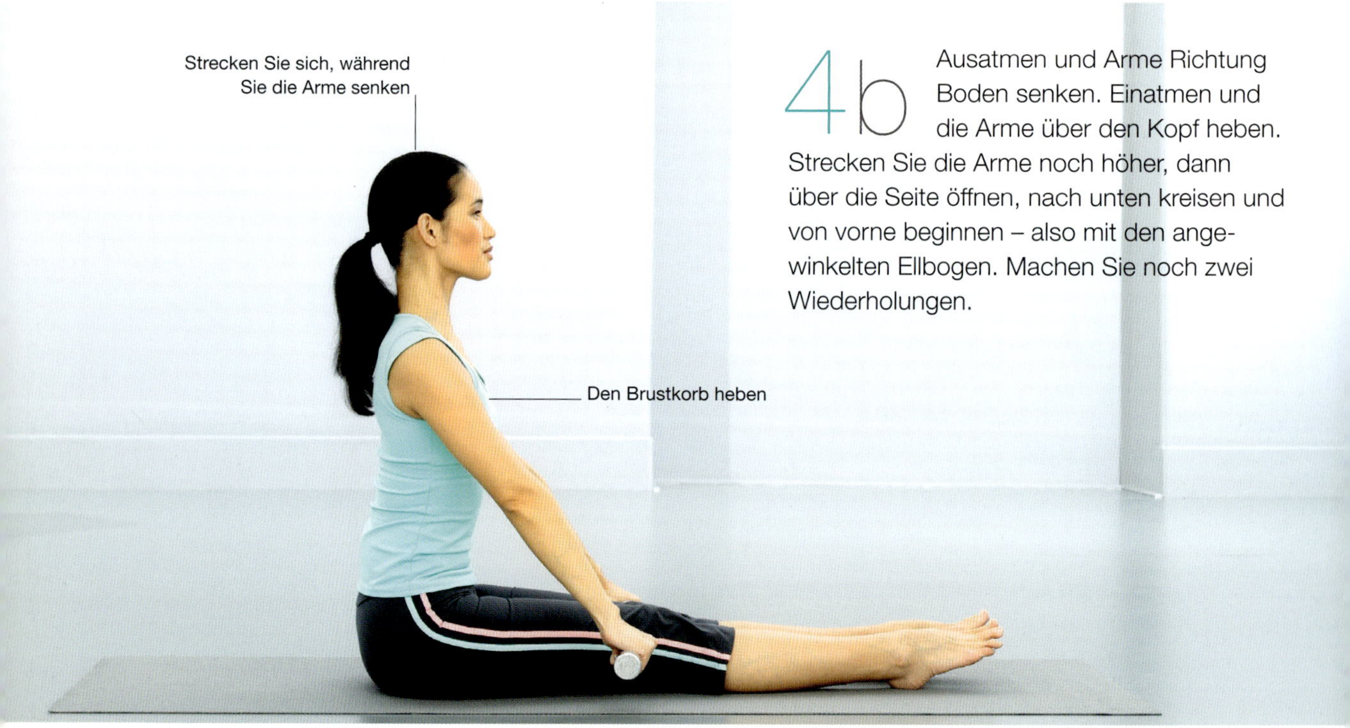

Strecken Sie sich, während
Sie die Arme senken

Den Brustkorb heben

4b Ausatmen und Arme Richtung Boden senken. Einatmen und die Arme über den Kopf heben. Strecken Sie die Arme noch höher, dann über die Seite öffnen, nach unten kreisen und von vorne beginnen – also mit den angewinkelten Ellbogen. Machen Sie noch zwei Wiederholungen.

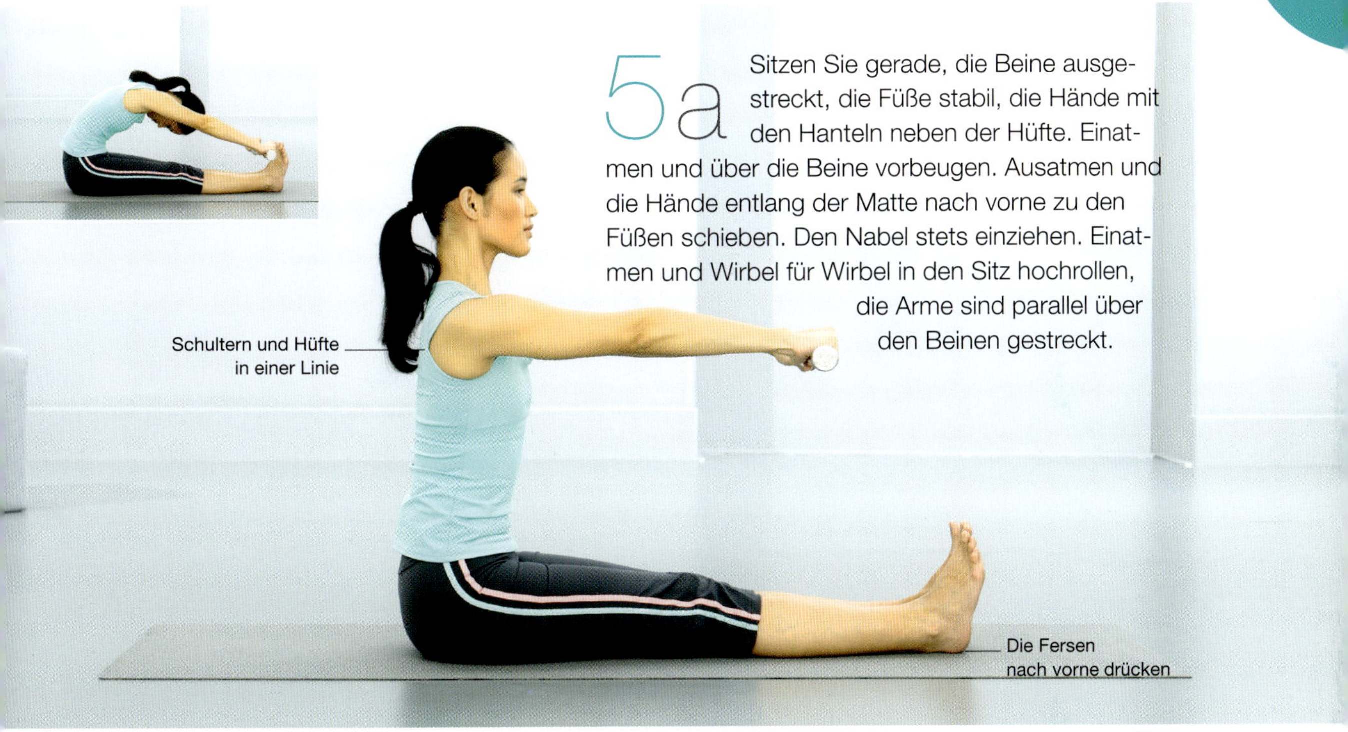

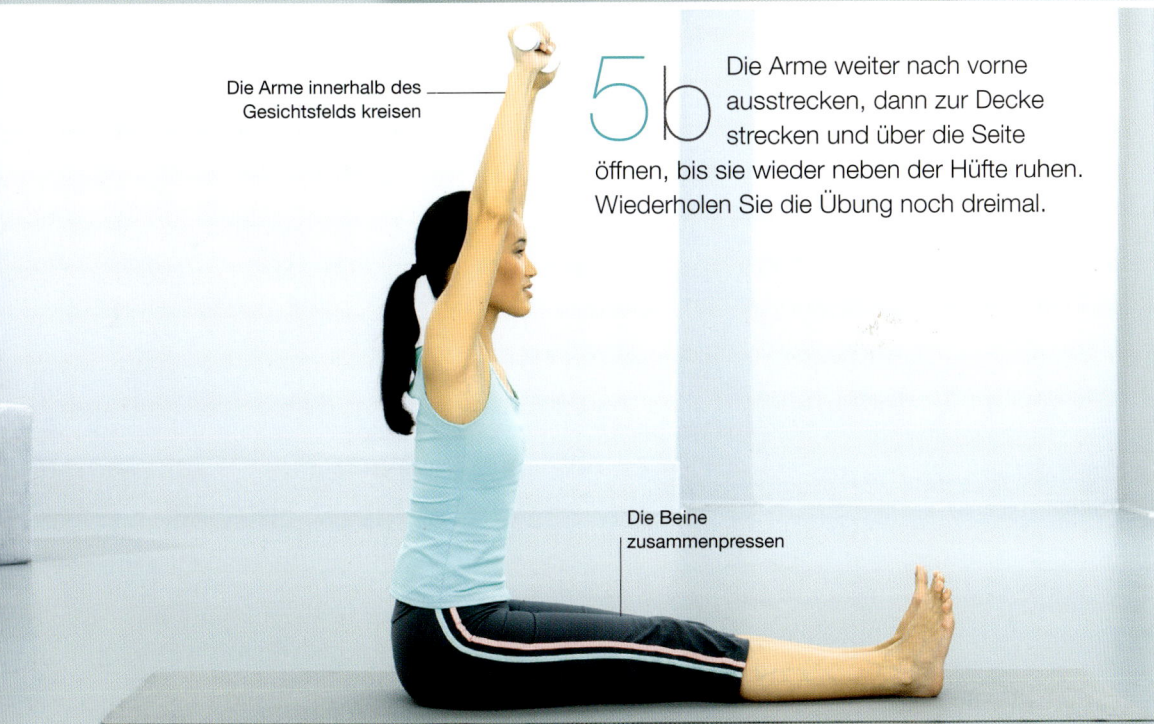

5a Sitzen Sie gerade, die Beine ausgestreckt, die Füße stabil, die Hände mit den Hanteln neben der Hüfte. Einatmen und über die Beine vorbeugen. Ausatmen und die Hände entlang der Matte nach vorne zu den Füßen schieben. Den Nabel stets einziehen. Einatmen und Wirbel für Wirbel in den Sitz hochrollen, die Arme sind parallel über den Beinen gestreckt.

Schultern und Hüfte in einer Linie

Die Fersen nach vorne drücken

Die Arme innerhalb des Gesichtsfelds kreisen

5b Die Arme weiter nach vorne ausstrecken, dann zur Decke strecken und über die Seite öffnen, bis sie wieder neben der Hüfte ruhen. Wiederholen Sie die Übung noch dreimal.

Die Beine zusammenpressen

Dehnen >>

Wirbelsäulendrehung

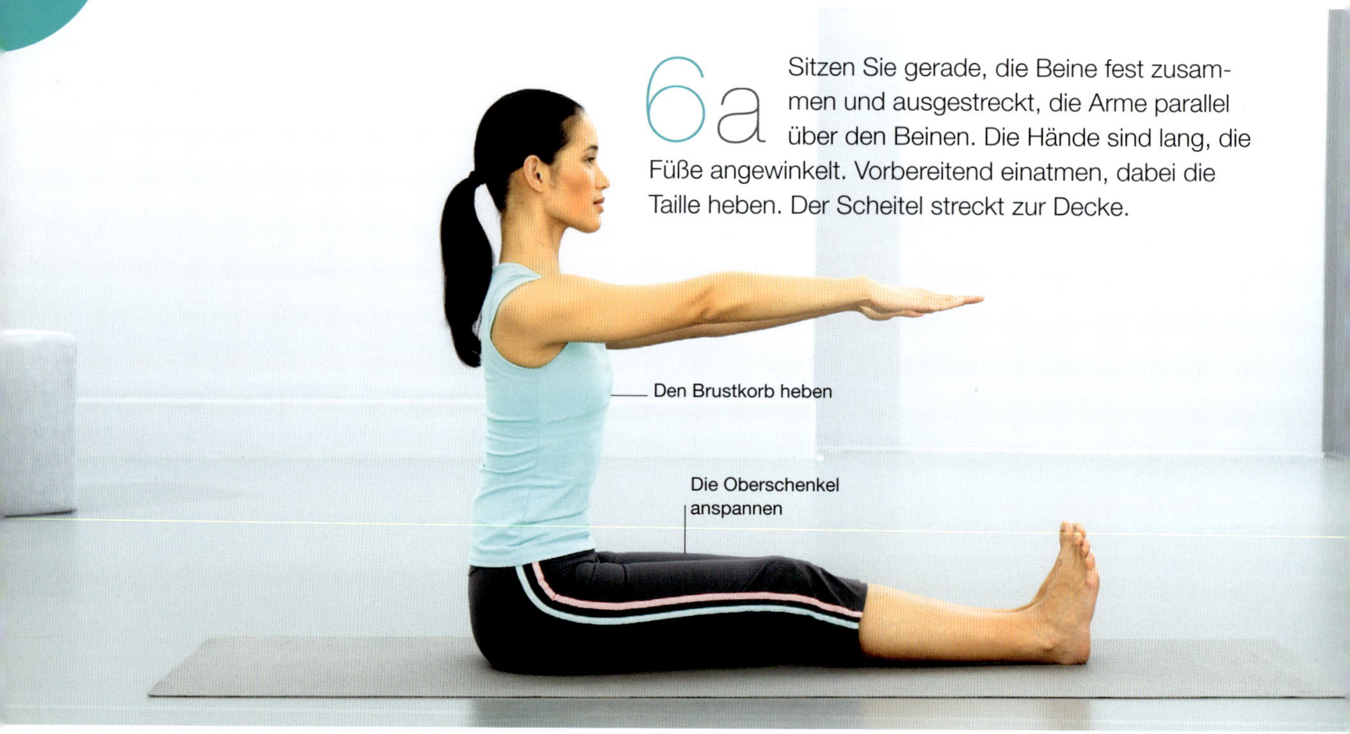

6a Sitzen Sie gerade, die Beine fest zusammen und ausgestreckt, die Arme parallel über den Beinen. Die Hände sind lang, die Füße angewinkelt. Vorbereitend einatmen, dabei die Taille heben. Der Scheitel streckt zur Decke.

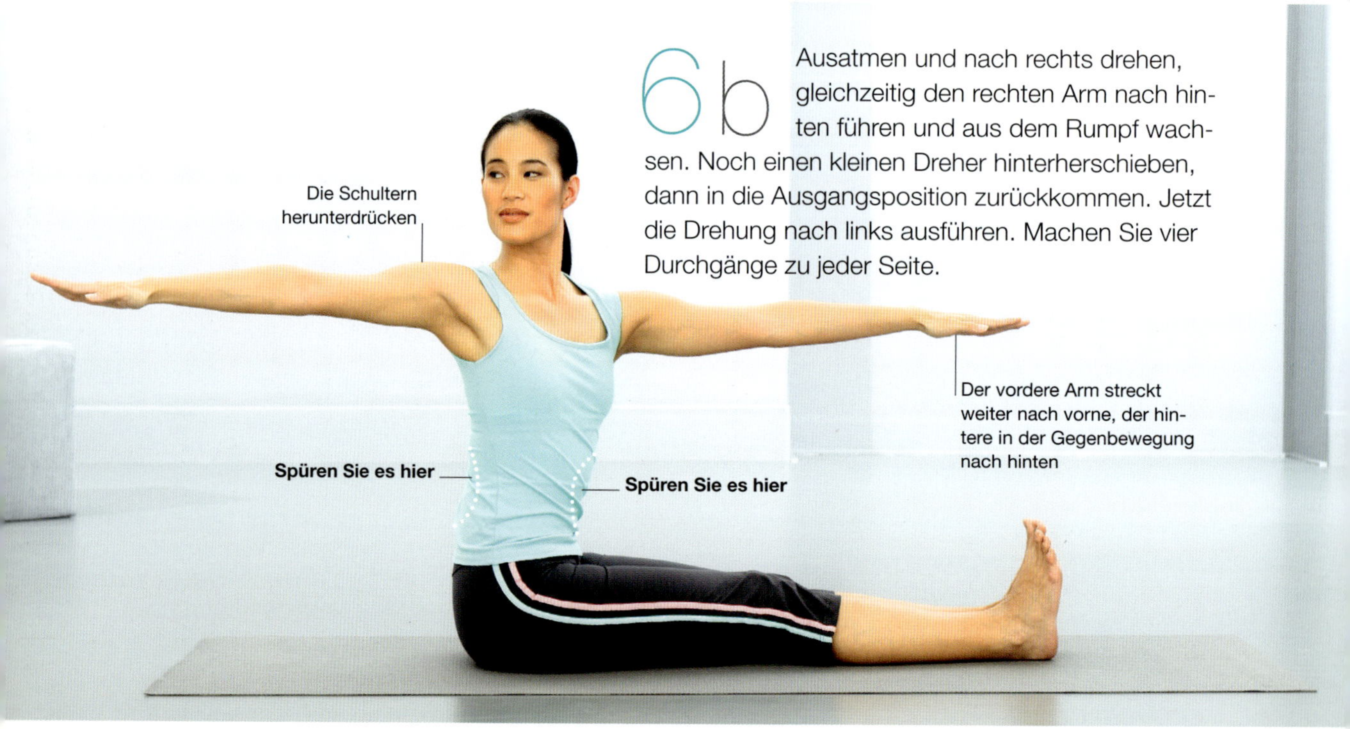

Den Brustkorb heben

Die Oberschenkel anspannen

6b Ausatmen und nach rechts drehen, gleichzeitig den rechten Arm nach hinten führen und aus dem Rumpf wachsen. Noch einen kleinen Dreher hinterherschieben, dann in die Ausgangsposition zurückkommen. Jetzt die Drehung nach links ausführen. Machen Sie vier Durchgänge zu jeder Seite.

Die Schultern herunterdrücken

Der vordere Arm streckt weiter nach vorne, der hintere in der Gegenbewegung nach hinten

Spüren Sie es hier

Spüren Sie es hier

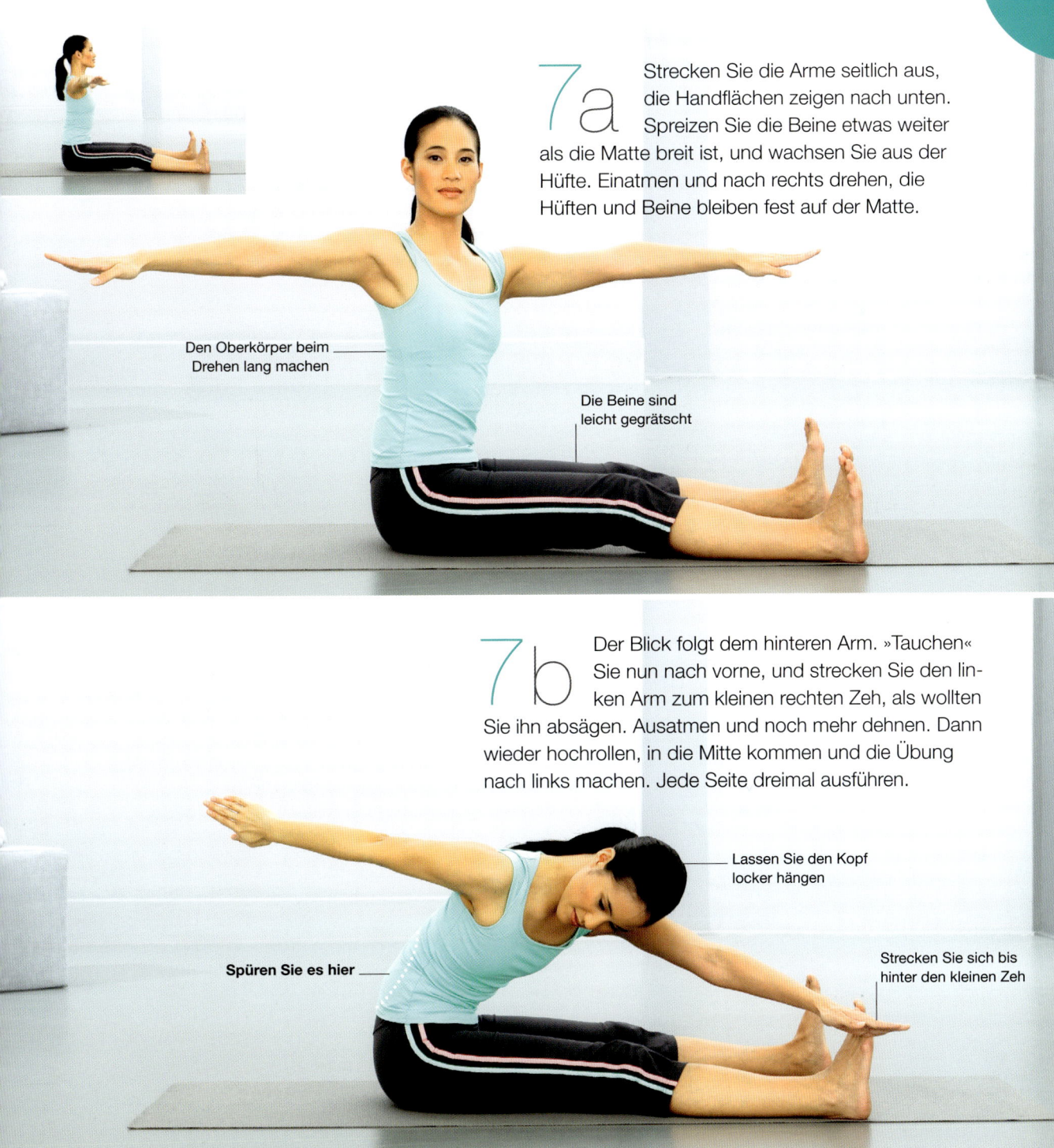

7a Strecken Sie die Arme seitlich aus, die Handflächen zeigen nach unten. Spreizen Sie die Beine etwas weiter als die Matte breit ist, und wachsen Sie aus der Hüfte. Einatmen und nach rechts drehen, die Hüften und Beine bleiben fest auf der Matte.

Den Oberkörper beim Drehen lang machen

Die Beine sind leicht gegrätscht

7b Der Blick folgt dem hinteren Arm. »Tauchen« Sie nun nach vorne, und strecken Sie den linken Arm zum kleinen rechten Zeh, als wollten Sie ihn absägen. Ausatmen und noch mehr dehnen. Dann wieder hochrollen, in die Mitte kommen und die Übung nach links machen. Jede Seite dreimal ausführen.

Lassen Sie den Kopf locker hängen

Spüren Sie es hier

Strecken Sie sich bis hinter den kleinen Zeh

>> **Lotus**

8a Nehmen Sie Ihre Hanteln, und knien Sie sich mit geradem Oberkörper auf die Matte. Die Knie sind etwa hüftbreit auseinander. Die Arme sind zur Seite ausgestreckt, die Handflächen zeigen nach oben. Aktivieren Sie Ihr Powerhouse, und heben Sie den Brustkorb.

8b Jetzt, ohne die Körperhaltung zu verändern, die Arme gerade nach oben heben, bis sie Kopf und Hals in einem Oval einrahmen. Dann die Arme mit kontrolliertem Widerstand (s. S. 17) auf Schulterhöhe senken. Die Ellbogen nicht überstrecken. Insgesamt achtmal wiederhole. Beim Heben der Arme ausatmen und beim Senken einatmen.

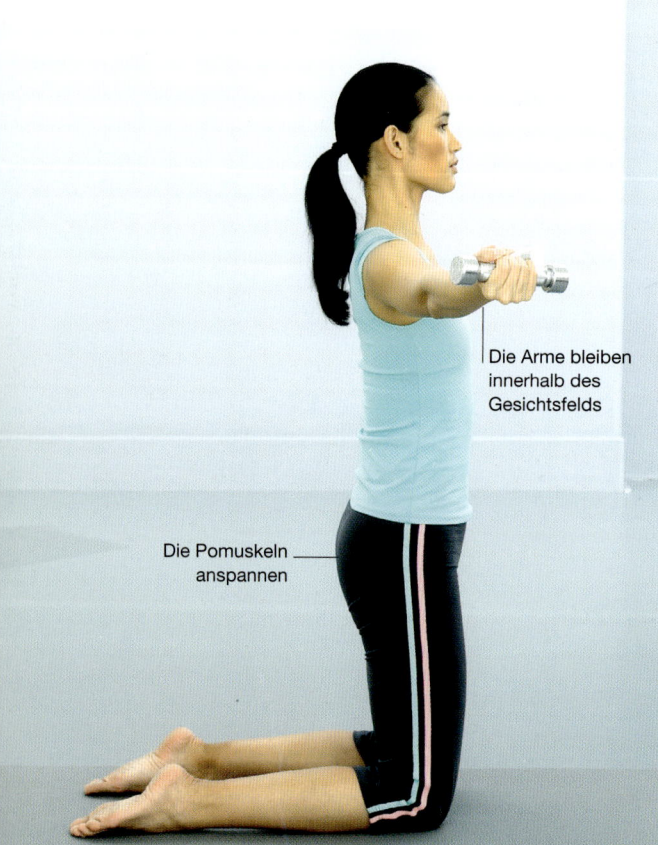

Die Arme bleiben innerhalb des Gesichtsfelds

Die Pomuskeln anspannen

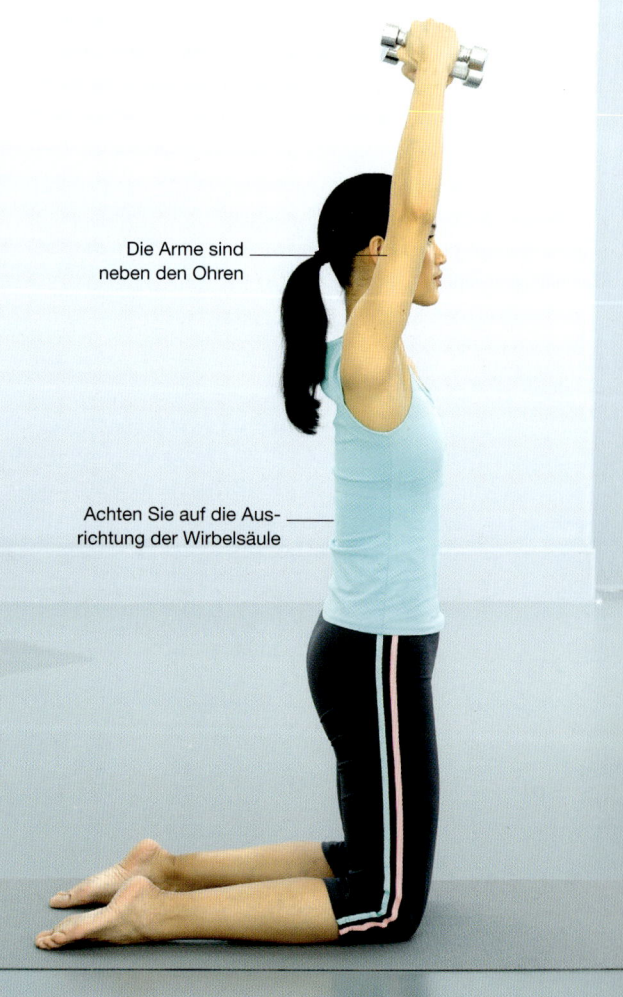

Die Arme sind neben den Ohren

Achten Sie auf die Ausrichtung der Wirbelsäule

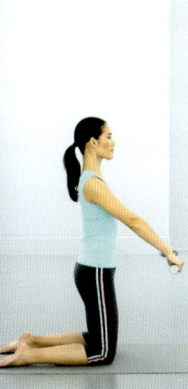

9a Bleiben Sie mit geradem Oberkörper auf den Knien, und halten Sie die Hanteln vor sich. Po anspannen, Taille hochziehen, das Powerhouse aktivieren. Einatmen und die Arme mit Widerstand hinter den Körper schwingen, dabei den Brustkorb öffnen und die Schulterblätter zusammenziehen.

9b Die Arme bleiben hinter dem Körper, jetzt erst über die rechte, dann über die linke Schulter blicken, anschließend den Kopf in die Mitte drehen. Ausatmen und die Arme wieder nach vorne bringen. Machen Sie noch drei Wiederholungen, und ändern Sie dabei die Reihenfolge, in der Sie den Kopf drehen.

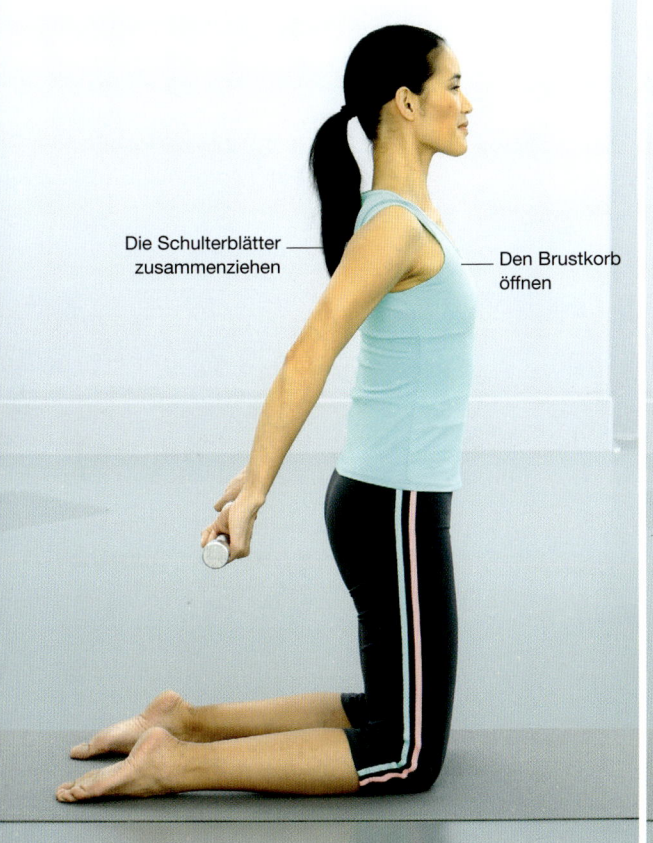

Die Schulterblätter zusammenziehen

Den Brustkorb öffnen

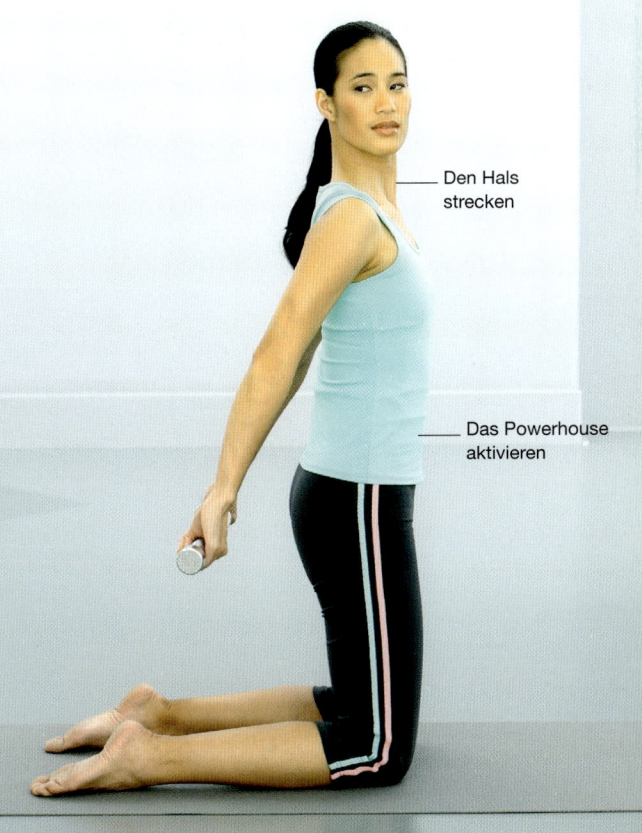

Den Hals strecken

Das Powerhouse aktivieren

>> Oberschenkeldehnung

10a Bleiben Sie auf den Knien, und halten Sie die Hanteln mit gestreckten Armen vor dem Körper, knapp unter Schulterhöhe. Die Handflächen zeigen nach unten, das Powerhouse ist fest angespannt (s. S. 17). Vorbereitend einatmen.

10b Senken Sie das Kinn leicht, und lehnen Sie sich aus den Knien heraus nach hinten, sodass die Oberschenkelvorderseiten gedehnt werden, der Rücken aber gerade bleibt. Am tiefsten Punkt die Pomuskeln anspannen, dann wieder hochkommen und von vorne anfangen. Machen Sie vier Wiederholungen, und atmen Sie immer aus, wenn Sie hochkommen. Dann die Hanteln ablegen, die Zehen aufstellen und in den Stand kommen.

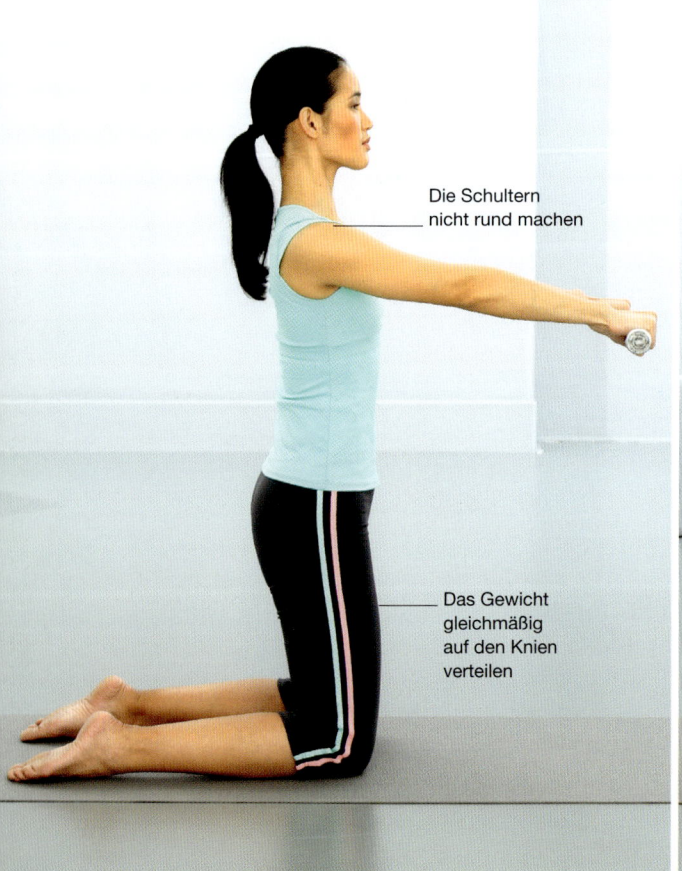

Die Schultern nicht rund machen

Das Gewicht gleichmäßig auf den Knien verteilen

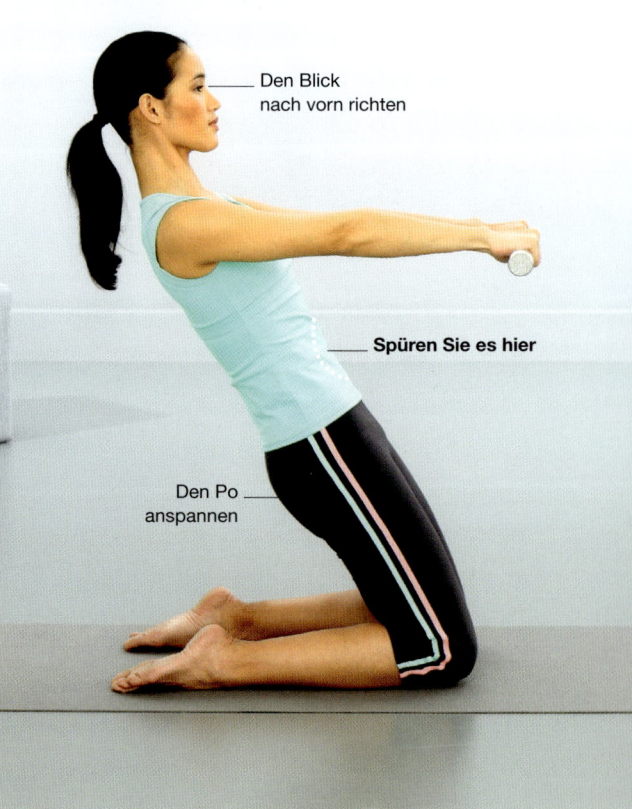

Den Blick nach vorn richten

Spüren Sie es hier

Den Po anspannen

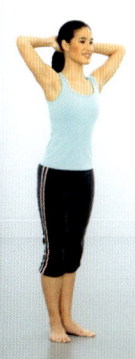

11 Stellen Sie sich in die Pilates-Grundhaltung (s. S. 17). Legen Sie die Hände an den Hinterkopf, die Ellbogen weit geöffnet. Einatmen und die Knie beugen, bis Sie in der Hocke sind, die Fersen dürfen sich vom Boden heben. Wenn Sie unten sind, drücken Sie die Fersen in den Boden, und kommen Sie wieder hoch. Machen Sie die Übung sechsmal. Beim Runtergehen einatmen und beim Hochkommen ausatmen.

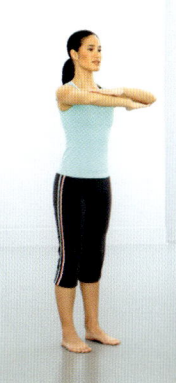

12 Die Füße sind hüftbreit auseinander und parallel. Legen Sie die Arme auf Brusthöhe übereinander. Gehen Sie nun so tief wie möglich in die Knie, dann die Füße in den Boden stemmen und wieder hochkommen. Machen Sie sechs Wiederholungen. Beim Senken einatmen, beim Hochkommen ausatmen.

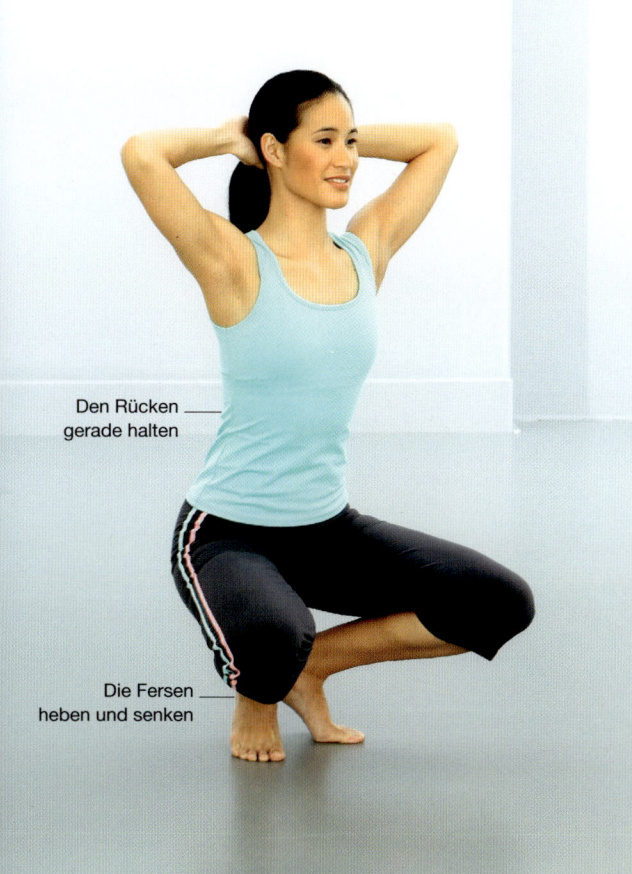

Den Rücken gerade halten

Die Fersen heben und senken

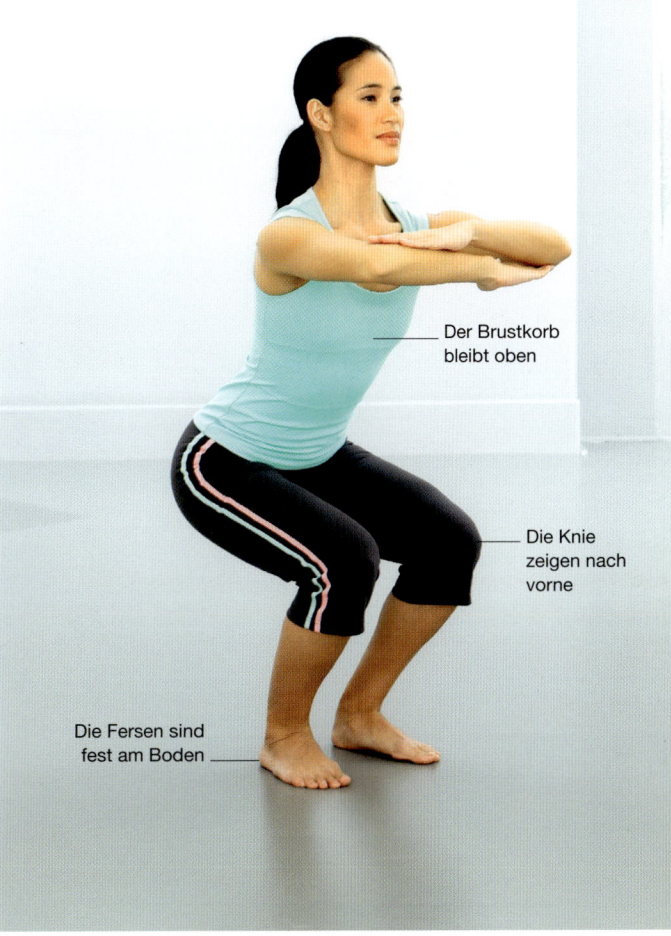

Der Brustkorb bleibt oben

Die Knie zeigen nach vorne

Die Fersen sind fest am Boden

Dehnen >>

>> Footwork III/Wadendehnung

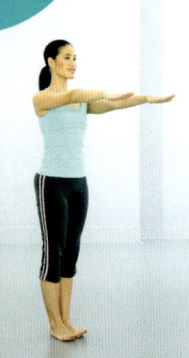

13 Die Füße zusammen, die Arme nach vorne ausstrecken. Ziehen Sie nun die Zehenspitzen zur Decke hoch, der restliche Fuß stemmt in den Boden. Den Nabel einziehen und in die Hocke gehen. Die Fersen sollten am Boden bleiben; versuchen Sie, so gerade wie möglich zu bleiben, kommen Sie mit dem Rücken nicht zu weit nach vorne. Ausatmen und mit Widerstand hochkommen. Schön langsam. Insgesamt sechs Wiederholungen.

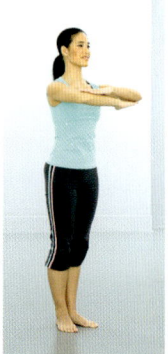

14 Zurück in die Pilates-Grundhaltung, die Arme vor der Brust übereinandergelegt. Drücken Sie Ihre Fußballen fest in den Boden, und kommen Sie mit den Fersen hoch. Zählen Sie bis drei. Kontrolliert senken. Noch sechs Wiederholungen; beim Heben ausatmen und beim Senken einatmen.

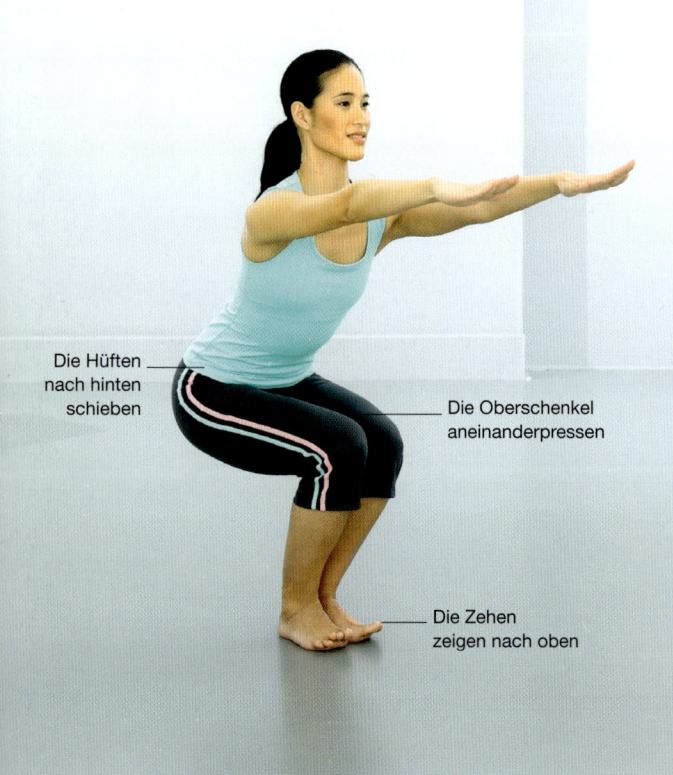

Die Hüften nach hinten schieben

Die Oberschenkel aneinanderpressen

Die Zehen zeigen nach oben

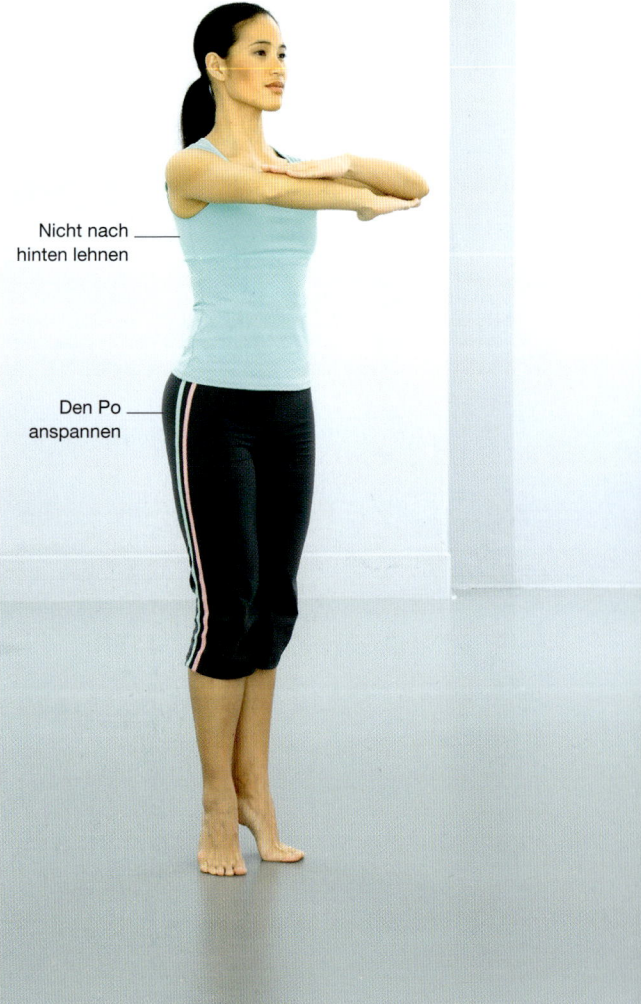

Nicht nach hinten lehnen

Den Po anspannen

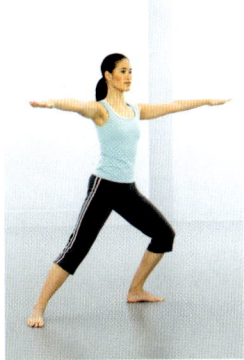

15 In der Pilates-Grundhaltung die Arme zur Seite ausstrecken. Machen Sie mit dem linken Bein einen großen Schritt nach vorne, und bringen Sie Ihr Gewicht auf den vorderen Fuß. Das rechte Bein ist fest am Boden. Den linken Fuß zum rechten ziehen, die Übung wiederholen. Beim Ausfallschritt einatmen, dann ausatmen. Pro Seite viermal.

16 In der Pilates-Grundhaltung die Arme zur Seite ausstrecken. Machen Sie mit dem linken Bein einen großen Ausfallschritt nach links, und ziehen Sie dann das Bein zurück. Das linke Bein so bald wie möglich strecken – das aktiviert die Oberschenkelinnenseiten. Drei Wiederholungen nach links und drei nach rechts.

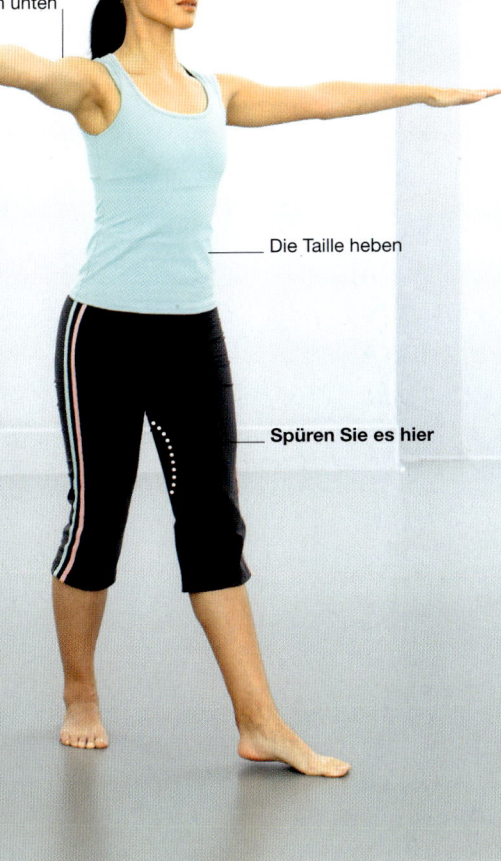

Die Schultern bleiben unten

Die Taille heben

Spüren Sie es hier

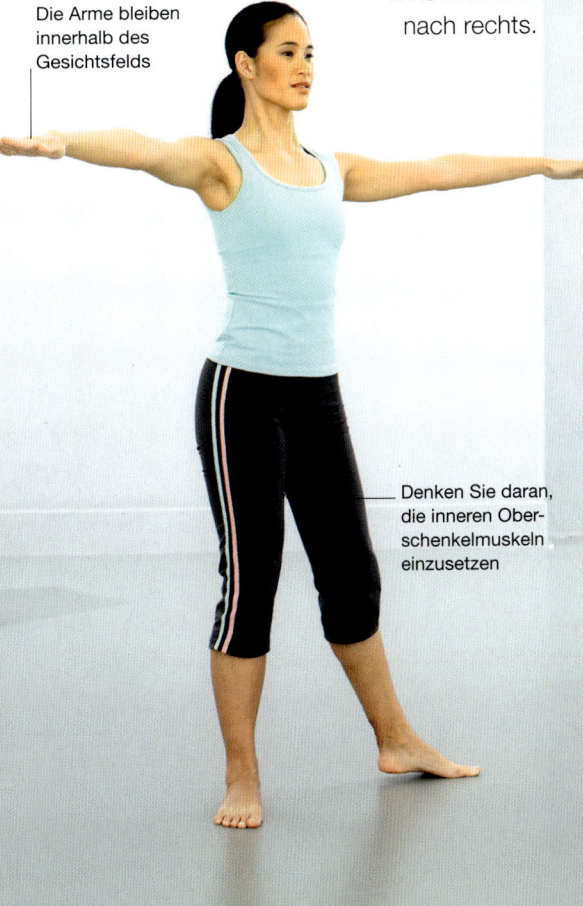

Die Arme bleiben innerhalb des Gesichtsfelds

Denken Sie daran, die inneren Oberschenkelmuskeln einzusetzen

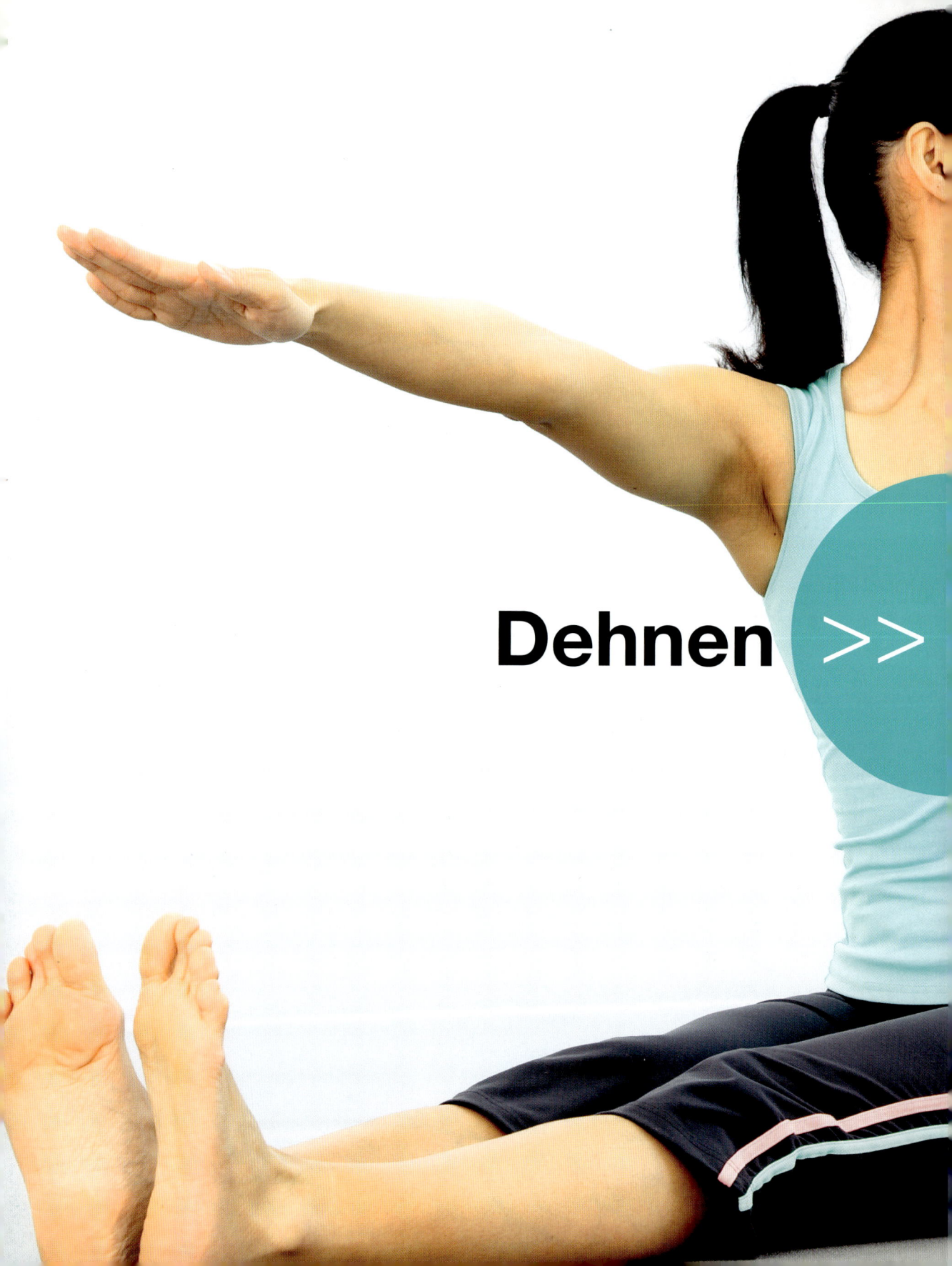

Dehnen >>

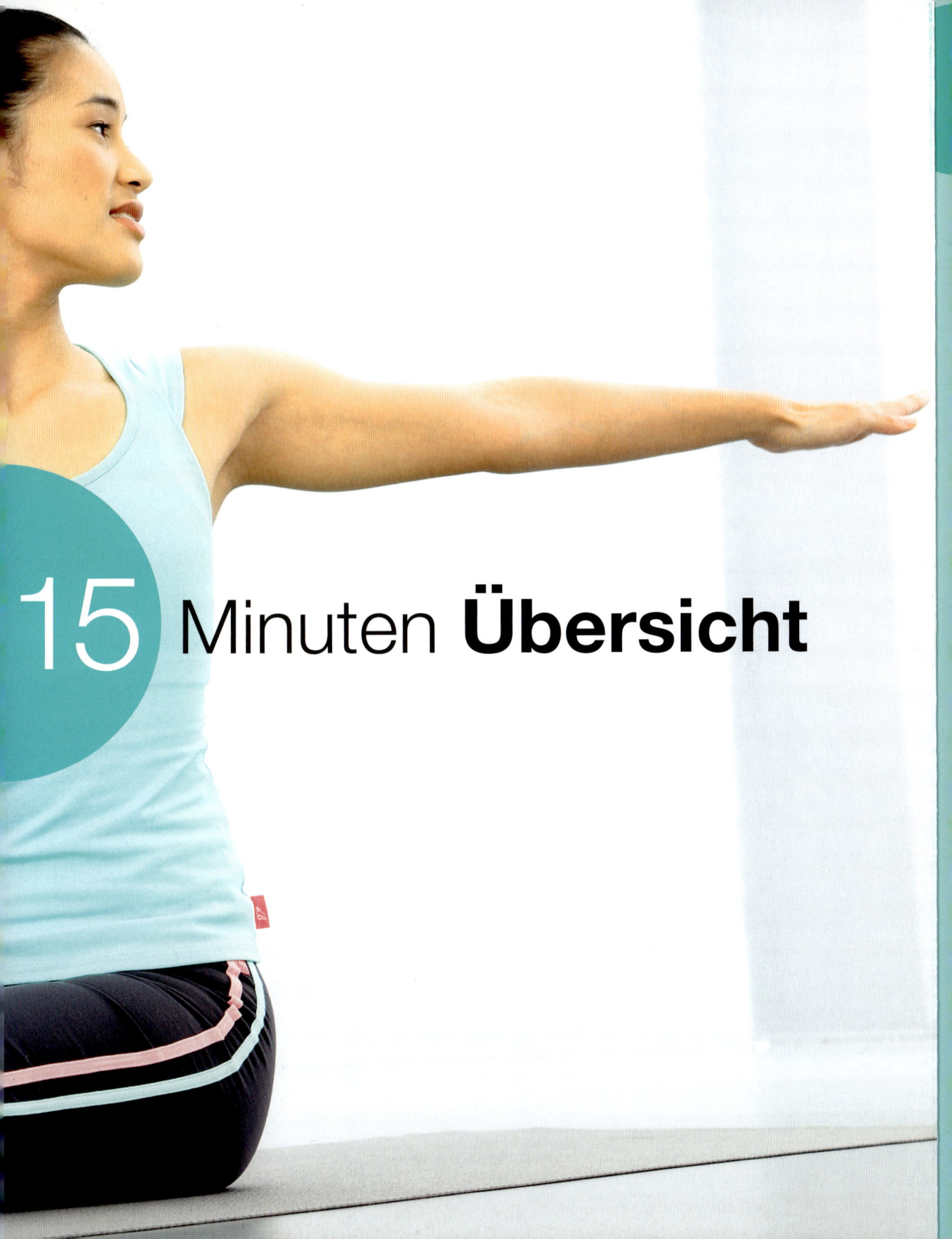

15 Minuten **Übersicht**

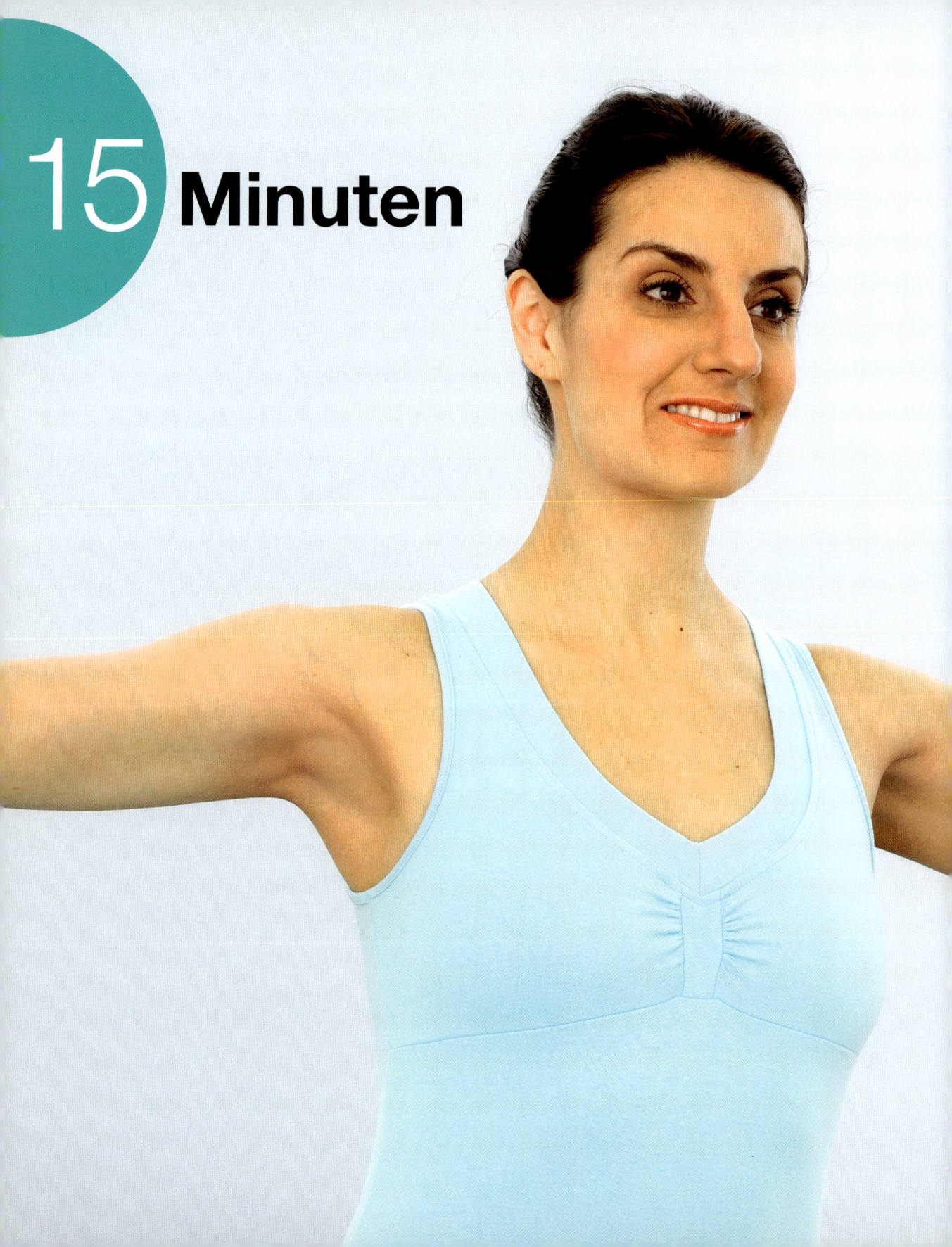

15 Minuten

Bleiben Sie am Ball,
dehnen Sie sich nach dem
Training – das ist wichtig –,
und erfahren Sie alles über Pilates.

So geht es
weiter >>

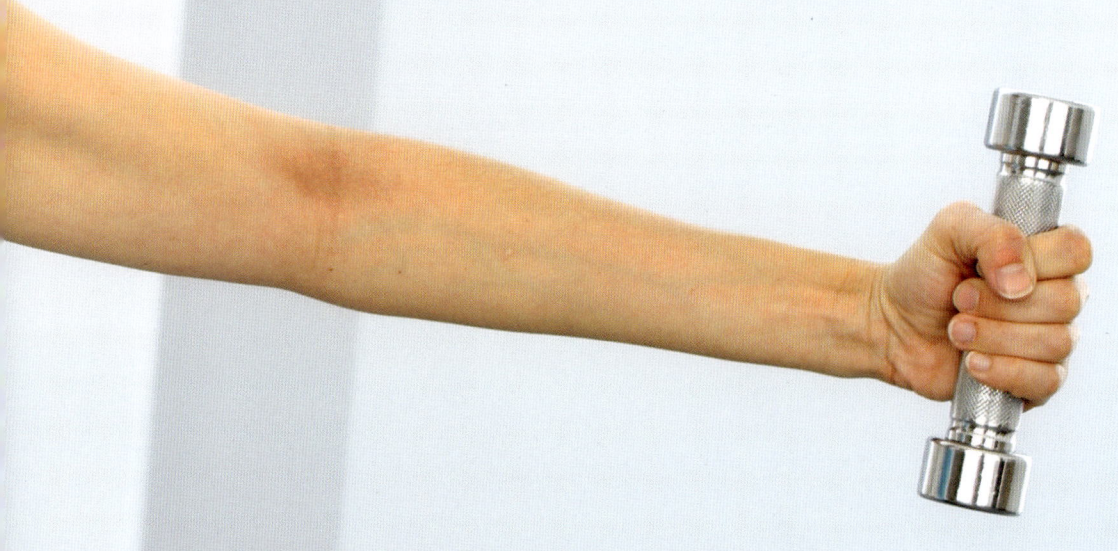

>> **Trainingsplan**

Pilates für jeden Tag können Sie dreimal pro Woche je 15 Minuten lang trainieren oder täglich 45 Minuten. Mit anderen Worten: Sie können das Training ganz nach Ihren Bedürfnissen organisieren und intensivieren. Finden Sie hier drei Beispiele für einen Pilates-Trainingsplan.

Wenn Sie nur genug Zeit haben, um dreimal die Woche 15 Minuten zu trainieren, machen Sie einfach im Turnus eine Übungseinheit nach der anderen. Wenn Sie 15–30 Minuten am Tag einrichten können, sollten Sie jeden zweiten Tag dreimal die Woche die Basis-Übungen machen, um Ihr Kraftzentrum aufzubauen und zu stärken. Dienstags und donnerstags können Sie dann überprüfen, wie gut Sie die Basisprinzipien und Haltungen in die anderen drei Sequenzen integrieren können, indem Sie jeweils 30 Minuten trainieren. Wenn Sie 30–45 Minuten am Tag trainieren möchten, empfehle ich, jeden Tag die Basis-Übungen zu machen und dann abwechselnde Sequenzen dranzuhängen. An einem Tag in der Woche sollte das Work-out länger sein als an den anderen.

>> **Pilates**-Trainingspläne

	Trainingszeit 15 Minuten, dreimal pro Woche	15–30 Minuten täglich	30–45 Minuten täglich
Montag	Basis-Übungen (1. Woche) Dehnen (2. Woche) Übungen am Boden (3. Woche)	Basis-Übungen	Basis-Übungen Übungen im Stand
Dienstag		Dehnen Übungen im Stand	Basis-Übungen Dehnen
Mittwoch	Übungen im Stand (1. Woche) Basis-Übungen (2. Woche) Dehnen (3. Woche)	Basis-Übungen	Basis-Übungen Übungen am Boden Übungen im Stand
Donnerstag		Übungen am Boden Dehnen	Basis-Übungen Dehnen
Freitag	Übungen am Boden (1. Woche) Übungen im Stand (2. Woche) Basis-Übungen (3. Woche)	Basis-Übungen	Basis-Übungen Übungen am Boden

Die Vielfalt der Möglichkeiten

Sie können eine Übungseinheit am Tag machen oder alle vier. Es ist aber besser, behutsam anzufangen und zunächst nur ein oder zwei Sequenzen zu machen. Nach zwei bis drei Wochen können Sie Ihr Training nach Wunsch ausbauen.

Um Ihre Fortschritte beobachten zu können, empfiehlt es sich, ein Trainingstagebuch zu führen. Machen Sie Ihr Pilates-Training zu einem festen Termin in Ihrem Kalender.

Es gibt immer wieder Tage, da kommt man nicht zum Trainieren. In diesen Fällen sollte man sich mit dem Training beschäftigen, indem man etwas darüber liest. Es ist erstaunlich, wie effektiv die Beschäftigung mit Sport ist, auch wenn man sich dabei nicht bewegt. Selbst ohne die Übungseinheiten zu machen, können Sie Ihre Körperhaltung verbessern, an der Technik feilen und die Ausführung der Übungen überdenken. Dieses Phänomen nennt man physiologische Empathie. Selbst wenn man dabei keine Muskeln aufbaut und die Taille davon nicht schlanker wird, kann man durch aufmerksames Beobachten viel lernen.

Nehmen Sie sich Zeit, das Trainingsprogramm zu studieren. Verbessern Sie sich, indem Sie die Bilder zu den Übungen betrachten und über die Übungen nachdenken.

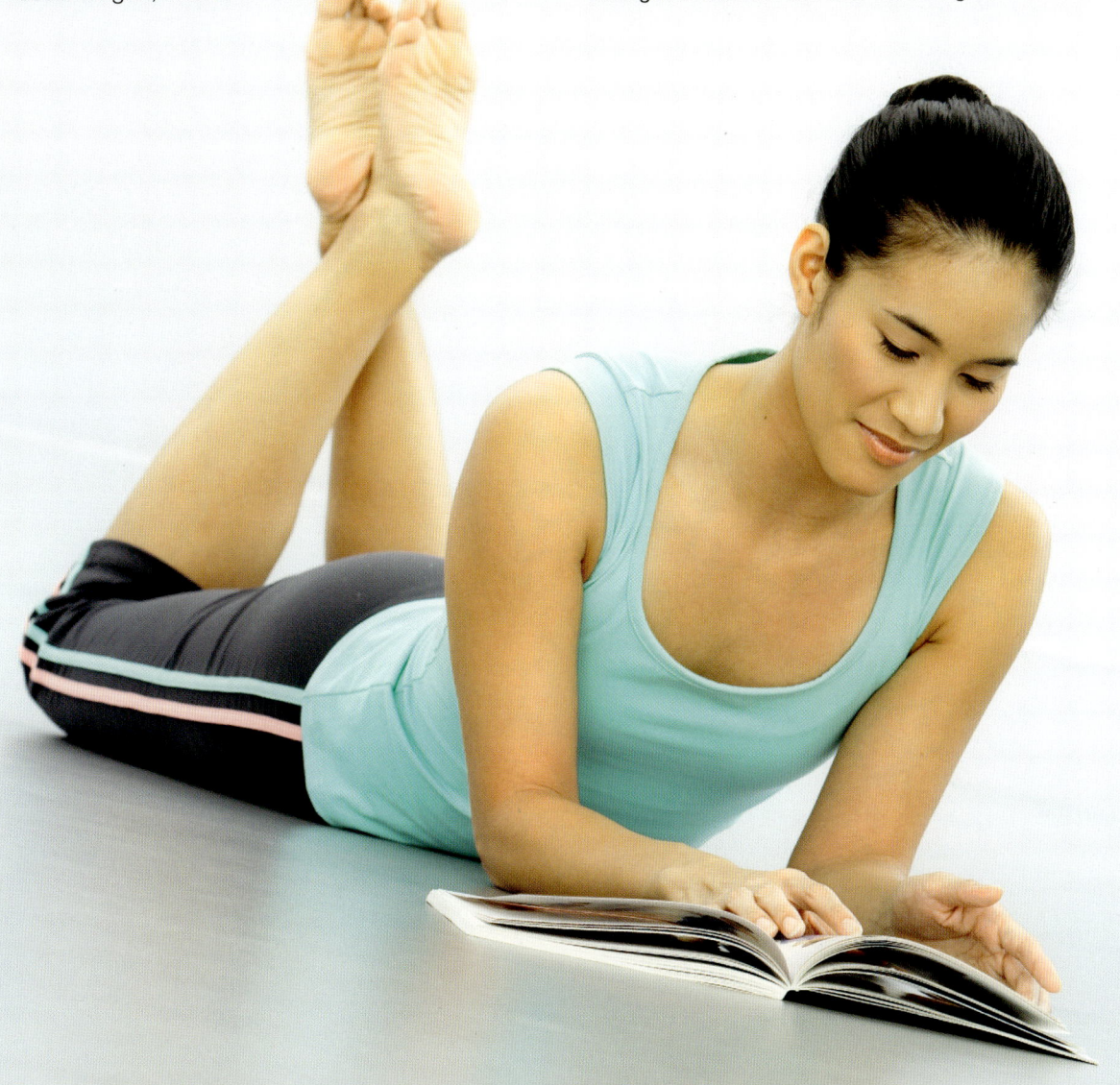

>> **Nach** dem Training

Wenn ich in Fitnessstunden gehe, fällt mir immer eine Sache auf: Nach dem Work-out nehmen die meisten Teilnehmer in Nullkommanichts wieder ihre alte Körperhaltung ein und schlurfen mit hängenden Schultern, eingefallenem Brustkorb und Hohlkreuz aus dem Raum. Bei Pilates ist das anders.

Das Pilates-Training unterstützt die Muskeln, die für eine gute Körperhaltung zuständig sind. Die ganze Zeit über arbeiten die Muskeln links und rechts von Ihrer Wirbelsäule, vom Steißbein bis zum Kopf. Leider ist es bei dieser Muskelgruppe so, dass sie nur ausruhen kann, wenn Sie auf dem Rücken liegen. Wenn Sie an diesen Muskeln arbeiten, wird es Ihnen gelingen, automatisch eine bessere Körperhaltung einzunehmen – auch nach dem Training. Dann, wenn es am wichtigsten ist!

Im Alltag achten wir viel zu wenig auf eine gute Haltung. Besonders schlimm ist es, wenn man sich setzt. Da hören die Muskeln gleich auf zu arbeiten. Um diese Muskelträgheit zu bekämpfen, empfiehlt es sich, zwischendurch immer mal aufzustehen, die Arme und den ganzen Körper zu strecken. Langes Sitzen oder Liegen ist unnatürlich und schadet dem Körper. Bewegung ist lebenswichtig und kurbelt nicht zuletzt den Kreislauf an.

Wenn Sie trainiert haben und dann an Ihre Arbeit zurückkehren, nutzen Sie den Schwung und die Energie, die Sie nach dem Training verspüren. Versuchen Sie, statt sich gleich wieder irgendwohin zu setzen, sich so viel wie möglich zu bewegen. Wenn Sie nach dem Training noch mit Bus und Bahn unterwegs sind, versuchen Sie, einen Teil der Fahrt zu stehen, damit Ihre Muskeln sich wieder umgewöhnen können. Wenn Sie sitzen müssen, nutzen Sie die Gelegenheit, und arbeiten Sie an der Pilates-Haltung im Sitzen. Versuchen Sie, den Brustkorb weiterhin zu heben und die Bauchmuskeln angespannt zu lassen.

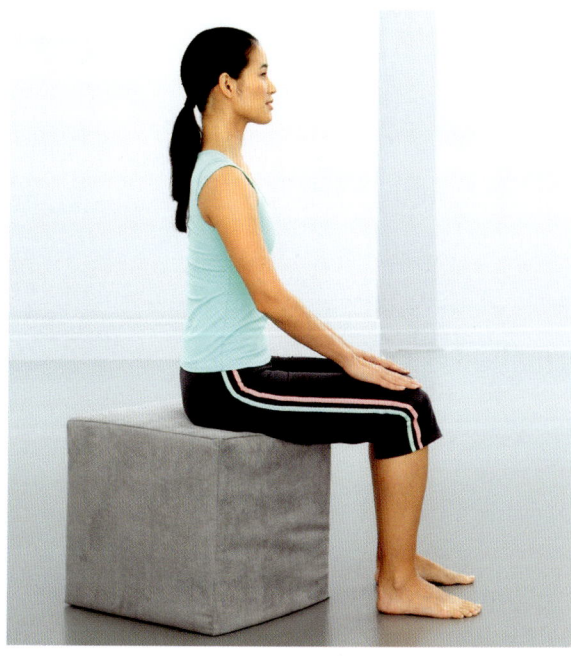

Gerade sitzen! Denken Sie immer daran, Ihren Rücken gerade zu halten. Gerade zu sitzen fördert die Funktionsfähigkeit Ihrer inneren Organe und verleiht Ihnen insgesamt mehr Kraft und Energie.

Dehnen

Dehnen ist wichtig, damit sich die Muskeln nicht verkürzen. Doch dehnen Sie nie vor dem Training! Sie haben dann weniger Kraft, weil die Muskeln einfach die Arbeit verweigern. Nach dem Training ist der richtige Zeitpunkt für die Dehnung. Ich sehe immer wieder Schüler, die mit gegrätschten Beinen, auf- und abwippen, um noch tiefer zu kommen.

Nichts könnte weniger effektiv sein. Diese Art von federnder Dehnung hat sogar den Effekt, dass die Muskeln noch stärker anspannen. Nur lang anhaltendes statisches Dehnen, also stillhalten und sich dabei entspannen, bewirkt, dass Sie noch dehnbarer werden. Nur so können Sie die Dehnbarkeit Ihres Gewebes verstärken. Wenn Sie nach dem Training keine Zeit haben zu dehnen, machen Sie nach dem Duschen ein paar einfache Dehnübungen, wenn die Muskeln schön warm sind.

Muskelkater

Wie bei jedem effektiven Training ist es auch hier völlig normal, wenn Sie Muskelkater haben. Er wird hervorgerufen durch winzig kleine Risse im Muskelgewebe. Doch keine Sorge, wenn der Muskel aufgebaut wird, nimmt er die gleiche schöne Form an, die er vorher hatte – er wird nur etwas größer.

Oft spürt man bei Pilates den Muskelkater erst zwei Tage nach dem Training. Es hilft, wenn Sie vor Trainingsbeginn ausreichend trinken. Wenn Sie doch einmal Muskelkater haben, hilft Bewegung am besten. Ich weiß, das ist schwer zu glauben. Die meisten Menschen denken, dass man sich bei Muskelkater schonen sollte, doch indem Sie das Blut durch die wunden Stellen jagen, bringen Sie Ihr eigenes System wieder ins Gleichgewicht und kurbeln den Heilungsprozess an. Wenn möglich, sollten Sie gerade an solchen Tagen ein paar zusätzliche Pilates-Übungen machen.

Dehnen Sie! Für diese Dehnung der hinteren Oberschenkelmuskulatur legen Sie das Bein wie hier zu sehen hoch. Die Hüfte muss gerade bleiben, der Brustkorb bleibt oben. Legen Sie die Hände auf die Oberschenkel, und beugen Sie sich sanft vor, in die Dehnung.

>> **Motiviert** bleiben

Sportliche Bewegung hilft Ihnen, den Alltag zu meistern. Und wer besser werden will, muss trainieren. Joseph Pilates wusste, dass die Motivation sich steigern lässt, und riet dazu, einfach mit zehn Minuten Training zu beginnen. Ein kleiner Schritt am Anfang kann sehr große Auswirkungen haben.

Eines meiner Lieblingszitate von Pilates ist: »Körperliche Fitness kann man weder sofort erwerben noch kann man sie sich herbeiträumen.« Manchmal ist es schwierig, den inneren Schweinehund zu überwinden. Hier sind einige Vorschläge, um Sie zum Training zu motivieren:

Man braucht Energie, um Energie zu erzeugen: Sie werden sich nach dem Training wacher fühlen, nicht müder.

Ein Training ist nur so hart wie Sie selbst: Wenn Sie sich schlapp fühlen, dann machen Sie ein leichteres Work-out. Sie müssen nicht jedes Mal bis an die persönliche Grenze gehen. Es ist absolut okay, die Dinge auch mal leichter laufen zu lassen.

Training ist kein Zwang: Sehen Sie es als einen Luxus an. Sie tun sich und Ihrem Körper Gutes. Sicher ist es eine Art Instandhaltung, aber es ist keine harte Prüfung für den Körper.

Die Motivation aufrechterhalten

Hier einige meiner liebsten Tipps, um die Motivation aufrechtzuerhalten:

Belohnung: Belohnen Sie sich für jede Woche, die Sie fleißig trainiert haben. Gehen Sie ins Theater oder ins Kino, oder gönnen Sie sich ein Maniküre.

Geduld: Gehen Sie die Sache langsam an. Es reicht, wenn Sie die Übungen ausführen, so gut Sie können. Sie werden Ihrem Körper guttun, auch wenn Sie nicht gleich alles perfekt machen.

Rhythmus: Joseph Pilates war dagegen, doch wenn es Ihnen hilft, dann spielen Sie Musik dazu. Legen Sie Ihren Lieblingsmix auf, und los geht's.

> ## >> **Tipps,** die motivieren
>
> - **Rhythmus zählt.** Führen Sie die Übungen nach Ihrem persönlichen Herzrhythmus aus. Je fitter, desto schneller werden Sie.
>
> - **Leben Sie mit Pilates!** Wenden Sie die Pilates-Techniken auch im Alltag an. Verteilen Sie Ihr Körpergewicht gleichmäßig auf beiden Beinen. Schlagen Sie die Beine nie mehr übereinander. Machen Sie beim Gehen große Schritte, und drücken Sie die Hüfte nach vorn.
>
> - **Schließen Sie eine Wette ab!** Lassen Sie sich von einer Freundin unterstützen, die Ihnen hilft, auf alle Fälle weiterzumachen.

Verstärkung: Wenn Ihnen eine bestimmte Übung besonders gut gefällt, dann machen Sie diese im Verlauf des Tages noch einmal. Oder Sie zeigen jemandem, wie gut Sie die Übung beherrschen. Positiv bestärkt zu werden ist eine gute Motivation.

Finden Sie Gleichgesinnte

Wer gemeinsam mit einem Freund trainiert, bleibt länger am Ball. Zu zweit kann man sich gegenseitig motivieren und gibt nicht so leicht auf. Es ist viel schwieriger, einen Freund sitzen zu lassen, als nur das Training ausfallen zu lassen. Und ein bisschen Konkurrenz unter Freunden hat noch nie geschadet. Versuchen Sie, einer Freundin die Übungen beizubringen, die Sie gelernt haben. Unterrichten unterstützt gleichzeitig das eigene Lernen. Während man die Übungen analysiert und jemand anderem erklärt, bekommt man selber Einsichten.

Verpflichten Sie sich

Es heißt, es dauert 21 Tage, bis sich eine Gewohnheit eingestellt hat. Nach einmal Training werden Sie keine Veränderung sehen, aber Sie werden etwas spüren! Verpflichten Sie sich zu 21 Tagen Training. Ich gehe davon aus, dass Sie die letzten Tage gar nicht mehr zählen werden – stattdessen werden Sie zählen, wie viele Wiederholungen Sie inzwischen schaffen, und schließlich werden Sie die Stunden zählen, bis Sie wieder trainieren können.

Zusätzliche Aktivitäten

Schwimmen, Yoga und Krafttraining ergänzen Pilates perfekt. Schwimmen ist ein äußerst schonendes Herz-Kreislauf-Training, Krafttraining kräftigt die Muskeln und ist gut für den Stoffwechsel, Yoga bringt Ruhe. Der Trick ist, diese Elemente zu kombinieren. Ihr Körper gewöhnt sich an die geforderte Belastung, also ist es gut, immer mal wieder etwas Neues zu machen. Egal, welchen Sport Sie außerdem machen, versuchen Sie, die Pilates-Prinzipien auch dort anzuwenden. Und vergessen Sie nicht: Das beste Training ist das, das Spaß macht!

Bleiben Sie nicht allein! Ändern Sie Ihre Trainingsroutine, und nehmen Sie eine Freundin mit. Anstatt sich auf einen Kaffee zu treffen, gehen Sie zusammen zum Work-out.

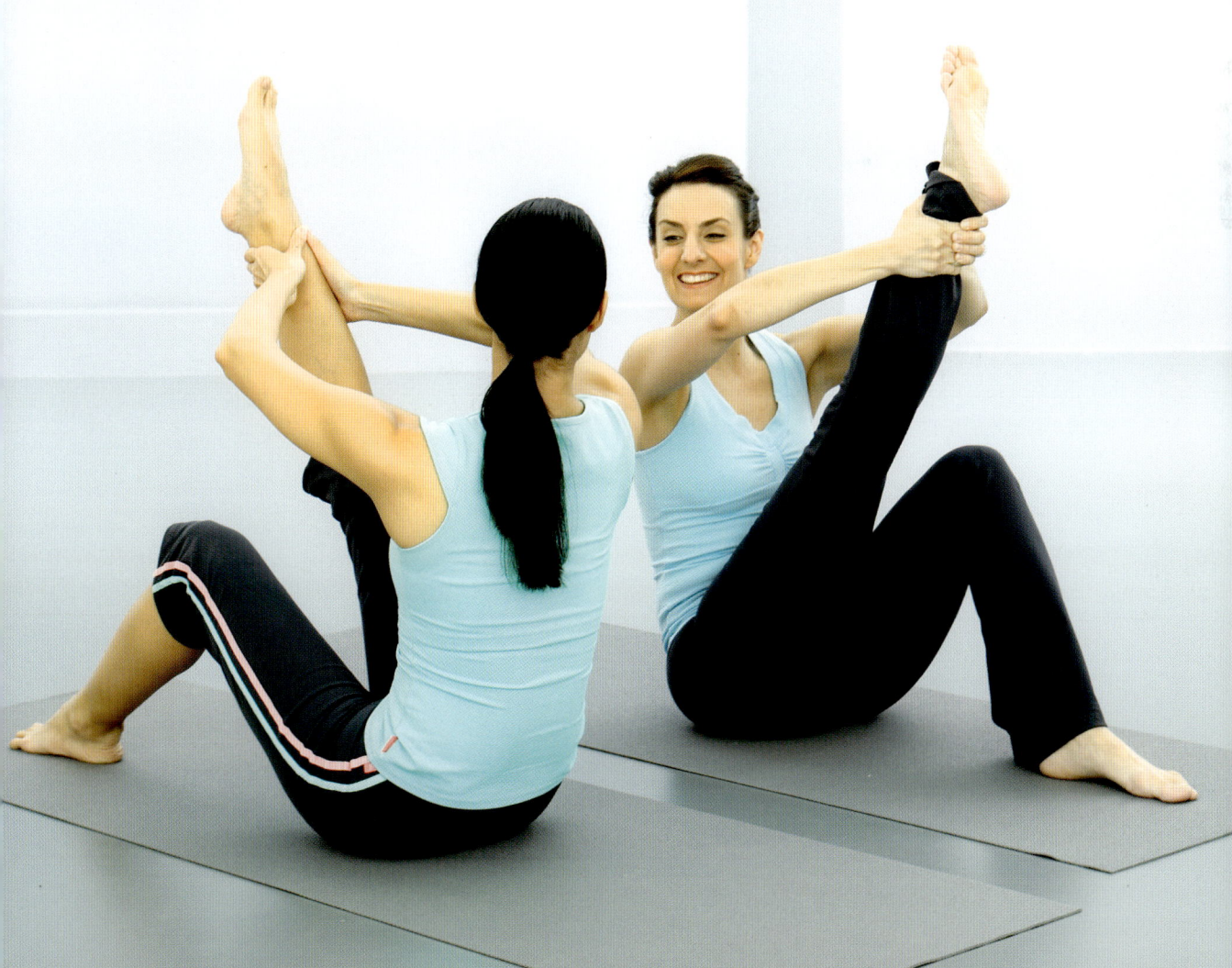

>> **Pilates** – die Geschichte

Viele Fitnesstrends kommen und gehen, nur wenige überdauern. Joseph Pilates entwickelte seine Methode in den 1920er-Jahren – heute ist sein System der Körperformung beliebter als je zuvor. Etwa zehn Millionen Menschen auf der ganzen Welt praktizieren Pilates. Kein Zweifel, Pilates funktioniert!

Es gibt so viele Legenden rund um Pilates. Hier möchte ich mit einigen davon aufräumen:

• **Pilates ist für Tänzer.** Falsch. Richtig ist, dass viele Tänzer Pilates praktizieren. Joseph Pilates hatte jedoch keine bestimmte Zielgruppe vor Augen, als er seine Methode entwickelte.

• **Pilates selbst war ein Tänzer.** Nein. Joseph Pilates hat viele Sportarten betrieben: Er tauchte, machte Gymnastik, war Boxer und Akrobat, aber er war kein Tänzer.

• **Pilates ist so was wie Stretching.** Nein. Aber jede Übung hat etwas mit »Länge schaffen« zu tun. Sicher kann man Pilates-Übungen dazu nutzen, verkürzte Muskeln zu dehnen, aber darin liegt nicht das Hauptaugenmerk der Methode.

• **Für Pilates braucht man Geräte.** Ja und nein. Für die Pilates-Übungen auf der Matte braucht man keine Geräte, und doch wird jeder Teil des Körpers trainiert. Wenn man allerdings das umfassende Pilates-System kennenlernen möchte, braucht man ein spezielles Pilates-Studio mit den Geräten.

• **Pilates ist ein Training für Frauen.** Ganz sicher nicht. Joseph Pilates hat diese Methode nicht für Frauen erfunden. Tatsächlich entdecken heutzutage immer mehr Männer Pilates für sich, und es gibt mehr männliche Pilates-Trainer als je zuvor.

Der Mann

Joseph Pilates wurde 1880 in Mönchengladbach geboren. Schon seine Eltern beschäftigten sich mit Sport und Fitness: Sein Vater war Turner, die Mutter war in der Naturheilkunde tätig. Pilates, der

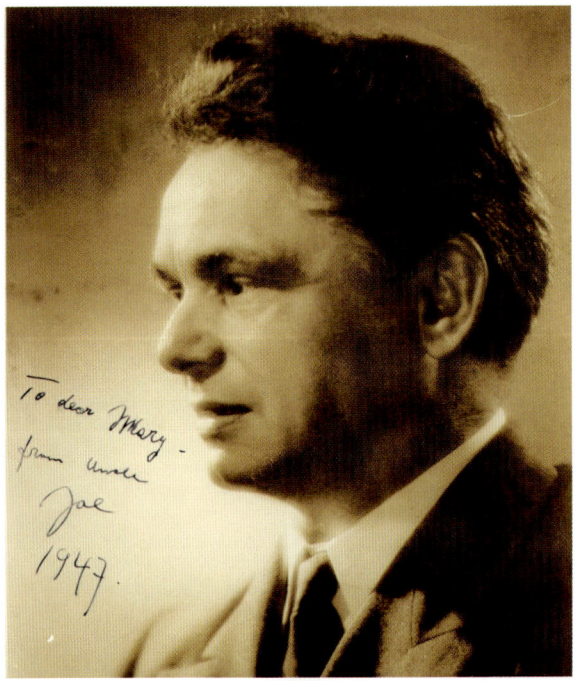

Pilates war ein Fitnesspionier, der aus seinen Erkenntnissen aus antiken und fernöstlichen Sportarten und mit moderner Technik neue Trainingsmethoden entwickelte.

ein kränkliches Kind war, begeisterte sich früh für Anatomie und Bewegung, beschäftigte sich mit Yoga und Zen und mit antiken griechischen und römischen Sportarten. Mit 14 Jahren war er bereits so gut in Form, dass er für anatomische Schaubilder Modell stand.

Wenn man die Äußerungen von Joseph Pilates und seinen Lebenslauf betrachtet, wird schnell klar, dass dieser Mann ein Visionär war. Und das beschränkte sich keinesfalls nur auf körperliche Aktivitäten. Man könnte sagen, dass er mit seinem *Wunda Chair* – der sowohl als Sportgerät als auch als Sitzmöbel genutzt werden konnte – das erste Fitnessstudio für daheim entwickelt hatte. Er nahm auch eine Art Informationssendung auf, in der er seine Geräte und sein System erklärte. Er machte grundsätzlich Fotos von seinen Kunden, vor und nach dem Training, um die erstaunlichen Ergebnisse zu dokumentieren. Leider hat Pilates den weltweiten Erfolg seiner Methode nicht mehr erlebt.

Sein größter Wunsch war es, dass seine Methode überall auf der Welt unterrichtet werden würde. Inzwischen gibt es weltweit zahlreiche Schulen, in denen man Pilates lernen kann.

Die Geräte

Obwohl Joseph Pilates zunächst Bodenübungen entwickelte, begann er bald, spezielle Geräte für seine Methode zu erfinden. Er ließ sich aus verschiedenen Quellen inspirieren, und es gibt viele Geschichten rund um seine Kreativität. So erzählt man sich, dass Pilates seinen *Magic Circle* (eine Art Oberschenkel-Trainingsgerät) von den Stahlreifen ableitete, mit denen Holzfässer gehalten werden. Die federbetriebenen Maschinen entwickelte er in der Kriegsgefangenschaft auf der Isle of Man. Pilates trainierte mit den Mitgefangenen, von denen viele bettlägerig waren. Aus den Sprungfedern der

Krankenbetten bastelte er eine Mechanik, mit deren Hilfe man die Muskeln im Liegen trainieren konnte.

Aus dieser Idee entstand der heutige Trapeztisch. Was Anwendungsvielfalt und Nutzbarkeit betrifft, übertraf Pilates sich noch mit einem Gerät, das aus einem hölzernen Rahmen mit einer beweglichen Sitzfläche und zahlreichen Sprungfedern besteht – er nannte die Maschine *Universal Reformer*. Der Reformer ist heute das am meisten benutzte Gerät der Pilates-Methode – es gibt kaum ein Pilates-Studio, das dieses Gerät nicht besitzt.

Als Joseph Pilates 1967 starb, hatte er mehrere Dutzend Spezialgeräte entwickelt.

Die Methode

Heute hat beinahe jeder schon mal etwas von der Pilates-Methode gehört. Nahezu alle Fitnessstudios bieten Pilates an. Viele Übungen, die Joseph Pilates entwickelt hat, haben Eingang in die unterschiedlichsten Trainingsmethoden gefunden. Es gibt Abwandlungen, Kombinationen mit anderen Methoden oder Cross-Training-Ansätze, die alle ganz oder teilweise auf der Pilates-Methode aufbauen.

Die Pilates-Tradition wird von fünf ehemaligen Schülern von Joseph Pilates an Pilates-Lehrer in der ganzen Welt weitergegeben. Diese Meister haben ihr Leben der Lehre von Pilates gewidmet und geben ihre eignen Versionen der Übungen weiter, wodurch die Hinterlassenschaft von Pilates stets weiterentwickelt wird. Es ist aber, je weiter diese Trainingsmethode verbreitet wird, ebenso wichtig, dass die Originalübungen nicht in Vergessenheit geraten, sondern erhalten bleiben.

Doch was sich einmal aus der Pilates-Methode entwickeln wird, ist weniger wichtig, als dass, was Pilates heute für Sie bedeuten kann. Wenn Sie Pilates so erleben wie ich – als umfassende Trainingsmethode, die einem jene Kraft, Stabilität und Beweglichkeit bringt, die man braucht, um gesund zu bleiben –, dann gibt es überhaupt keinen Grund, Pilates nicht zu machen.

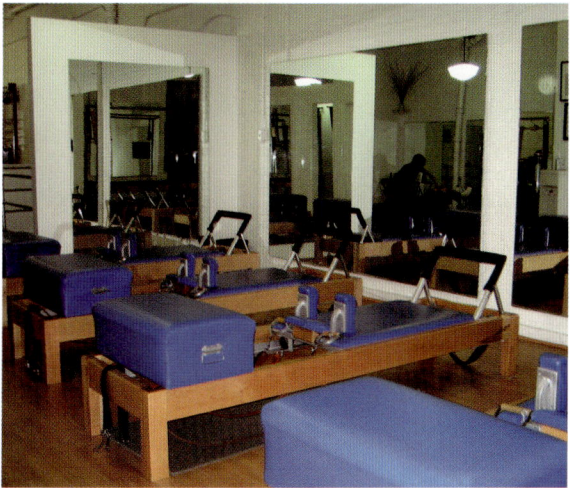

Moderne *Universal Reformer* in einem Fitnessstudio. Dieses Gerät ist das bekannteste und am weitesten verbreitete Pilates-Gerät überhaupt.

Nützliche Adressen und Medien

Pilates wird immer beliebter. Kein Wunder, dass es inzwischen Hunderte von Produkten rund um Pilates gibt. Vergewissern Sie sich beim Kauf von Pilates-Geräten, dass der Anbieter seriös ist und auf langjährige Erfahrung zurückblicken kann. Ich habe hier einige nützliche und zuverlässige Adressen für alles, was mit Pilates zu tun hat, für Sie aufgelistet:

Weitere Bücher von Alycea Ungaro

Pilates (DK, 2002)
Die Trainingsmethode für mehr Balance und Beweglichkeit. 60 Übungen für Anfänger und Fortgeschrittene.

Praxisbuch Pilates – Das Trainingsprogramm für zu Hause (DK, 2012)
Bebildertes Lehrbuch mit Schirtt-für-Schritt-Anleitungen für über 100 Pilates-Übungen. Für Anfänger und Fortgeschrittene, mit vielen Hintergrundinformationen.

Portable Pilates™ (Pilates Center of New York, 2000)
Englischsprachiges Set mit sehr anschaulichen Illustrationen und einer CD, die ein 38-minütiges Work-out enthält. Ein idealer Begleiter auf Reisen.

Bücher von Joseph Pilates

Pilates hat ausgesprochen viel publiziert. Originaltexte von ihm sind aber im Augenblick nur in englischer Sprache erhältlich. Hier zwei Buchempfehlungen:

Return to Life Through Contrology (Reprint) – Neues Leben durch Contrology
Deutsche Erstausgabe und Faksimile der amerikanischen Ausgabe von 1945. Herausgegeben von William Miller, übersetzt von Mirjam Krapoth. Verlag Peter Ewers, 2013.

Your Health
(Presentation Dynamics, 2000)
Hier empfielt Pilates u. a. Trockenbürsten und Tiefenatmung. Ein umfassender Wellnessratgeber – seiner Zeit weit voraus. Über amazon.de als Buch und ebook erhältlich.

Downloads (englisch)

Digitale Downloads sind praktisch: So haben Sie Ihr Training immer dabei. Im Internet finden Sie jede Menge Übungsanleitungen und Trainingsprogramme, meist in englischer Sprache.

www.iamplify.com
Hier kann man viel über Fitness und Lifestyle erfahren und verschiedene Trainingseinheiten direkt auf den Rechner, auf MP3 oder iPod laden. Es gibt auch Work-outs mit Alycea Ungaro (in englischer Sprache).

www.podfitness.com
Auf Podfitness finden Sie Work-outs der besten Trainer der Welt zu den unterschiedlichsten Sportarten. Hier können Sie die Work-outs Ihres Lieblingstrainers downloaden. Podfitness bietet nicht zuletzt Pilates-Übungssequenzen von Alycea Ungaro für alle Niveaus: vom Anfänger bis zum Fortgeschrittenen (in englischer Sprache).

Downloads (deutsch)

Es gibt inzwischen zahllose Möglichkeiten, sich per Mausklick auch deutschsprachige Pilates-Übungssequenzen oder Pilates-Apps herunterzuladen. Hier sind einige Seiten, deren Besuch lohnenswert ist:

www.pilates.de
Pilates-Plattform für Deutschland, Österreich und Schweiz, mit vielen kostenlosen Übungseinheiten und begleitenden Videos sowie einem ausführlichen Trainer-Verzeichnis.

www.powerpilates.de
Auf dieser Seite finden Sie regelmäßig eine neue »Übung des Monats«.

www.brigitte.de
www.fitforfun.de
www.menshealth.de
www.vital.de

Pilates Blog

Haben Sie Fragen oder möchten Sie sich mit Gleichgesinnten austauschen? Ein Blog bietet eine große Vielfalt an Informationen; viele sind in englischer Sprache.

Deutscher Pilates Verband

www.pilates-verband.de
Der Deutsche Pilates Verband bildet Pilates-Lehrer aus und gewährleistet einen hohen Ausbildungsstandard. Ferner gibt der Verband seinen Mitgliedern die Möglichkeit, sich kontinuierlich weiterzubilden. Erkundigen Sie sich, ob der Pilates-Lehrer

Ihrer Wahl nach den Standards dieses Verbands ausgebildet ist. Die Internetseite ermöglicht Interessierten die Suche von zertifizierten Pilates-Lehrern nach Postleitzahlenbereich.

Bekleidung

Für das Pilates-Training gibt es keine spezielle Kleidung – tragen Sie, was bequem ist und Ihnen gefällt. Wer noch nach geeigneter Fitnesskleidung sucht, wird auf den folgenden Websites fündig:

Fil de Coton
www.fildecotonshop.de
Ein rein auf Pilates spezialisierter Hersteller, der nur hochwertige Stoffe auf Fair-Trade-Basis verwendet.

Wellicious
www.wellicious.com/de
Ein in London ansässiger Hersteller für Pilates und Yoga-Bekleidung, der auch nach Deutschland liefert.

Yogishop
www.yogishop.com
Onlineshop für Yoga- und Pilates-Bekleidung sowie Hilfsmittel.

Geräte

Wenn Sie so weit fortgeschritten sind, dass Sie den nächsten Level in der Welt des Pilates erreicht haben und an Geräten trainieren möchten, werden Sie hier fündig (ggf. Lieferbedingungen nach Europa erfragen).

www.pilatesshop.de
Online-Versand mit breiter Produktpalette. Nett: Auch hier finden sich kostenlose Übungseinheiten zum Nachmachen.

Xtend Pilates
www.xtendpilates.com
Online-Vertrieb von Pilates-Geräten mit Vertriebsnetz in Deutschland, Österreich und der Schweiz.

Balanced Body
www.pilates.com
Bietet die ganze Bandbreite der Pilates-Geräte für daheim und im Fitnessstudio.

Gratz Pilates
www.pilates-gratz.com
Diese Geräte werden gemäß den speziellen Anweisungen von Joseph Pilates hergestellt.

Zeitschriften

Folgende englischsprachige Zeitschrift ist sehr zu empfehlen:

Pilates Style Magazine
www.pilatesstyle.com

Die Schüler von Pilates

Unzählige Menschen haben bei Joseph Pilates trainiert. Einige arbeiten noch heute selbst als Pilates-Trainer. Es ist eine Ehre, mit ihnen arbeiten zu dürfen.
Ron Fletcher
www.ronfletcherwork.com
Romana Kryzanowska
www.romanaspilates.com
Lolita San Miguel
www.lolitapilates.com
Mary Bowen
www.pilates-marybowen.com

Register